AF332085

FRANCISQUE CRÔTTE

CURE

DE LA

TUBERCULOSE

ET DE

TOUTES LES AUTRES AFFECTIONS

DE NATURE MICROBIENNE

HISTORIQUE ET EXPOSÉ
ADJUVANTS
OBSERVATIONS DE CAS DE GUÉRISON

ANCIENNE LIBRAIRIE FURNE
COMBET & Cⁱᵉ, ÉDITEURS
5, Rue Palatine, 5
PARIS

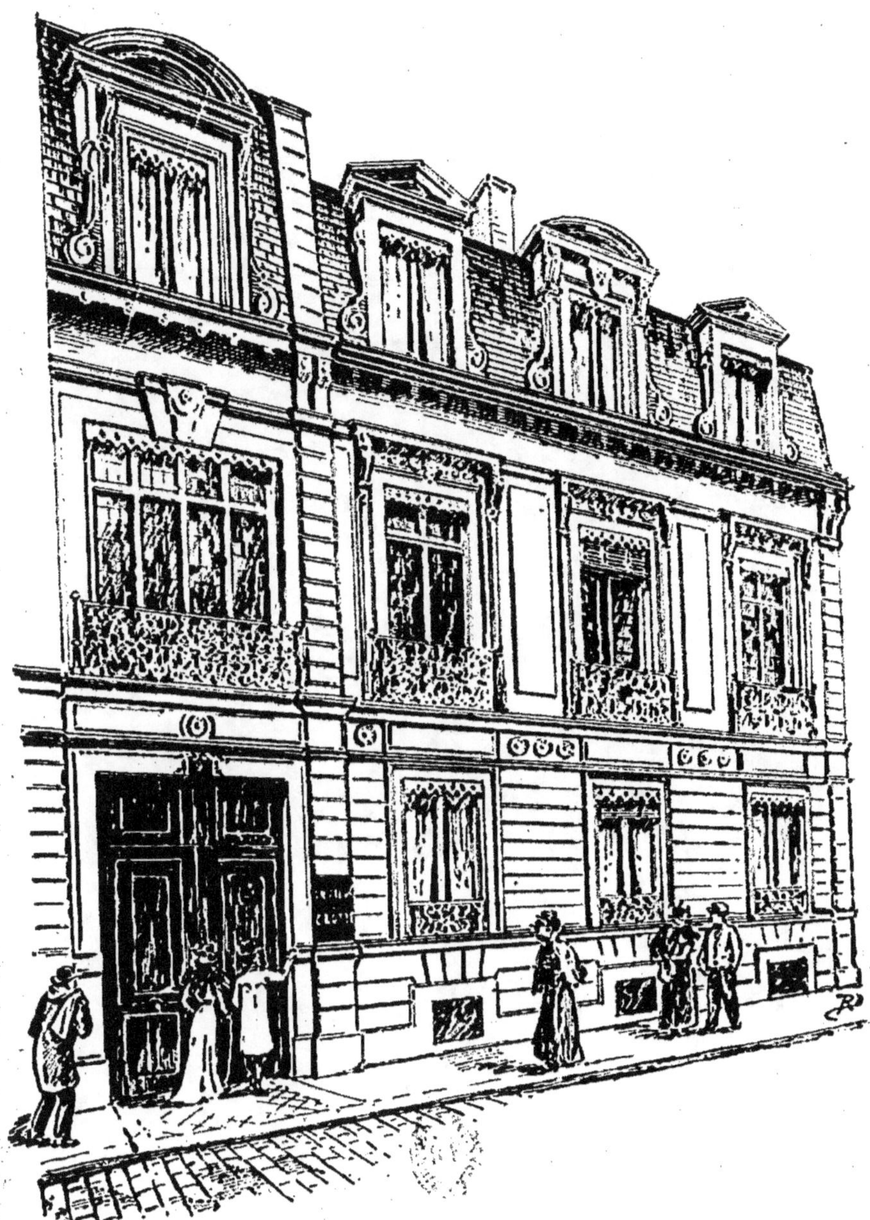

Façade de l'Hôtel de l'Institut Crôtte, 9, rue de Turin, à Paris

A M. H. MARINONI

Directeur du PETIT JOURNAL

Commandeur de la Légion d'Honneur

————

Hommage de profonde reconnaissance et de vive admiration pour son dévouement sans bornes à l'œuvre de l'Institut Francisque Crôlle

AVANT-PROPOS

La guerre — une guerre sainte entre toutes — est en ce moment déclarée partout à la tuberculose. Il ne suffit donc plus de parler, il faut agir, et c'est pour agir que nous publions ce petit livre. Par lui, nous prouvons la curabilité de la tuberculose en guérissant les tuberculeux, tout comme l'illustre mathématicien du XVIᵉ siècle prouvait le mouvement en marchant.

Oh! nous savons bien que les sceptiques souriront à nos affirmations et que les gens de parti-pris révoqueront en doute nos résultats. Mais, de cela nous n'avons nul souci. En tous temps, et sous toutes les latitudes, les grandes découvertes ont rencontré à leur origine des détracteurs. La rotation de la terre autour du soleil, enseignée par Galilée, n'a-t-elle pas au début été traitée d'hérésie? Hérésie aussi la force élastique de la vapeur signalée pour la première fois par Salomon de Caus! Hérésie la circulation du sang trouvée par Harvey! Hérésie l'existence des micro-organismes pressentie par Raspail et confirmée par Pasteur! Et pourtant qui serait assez fou aujourd'hui pour méconnaître les micro-organismes ou pour contester la circulation du sang, la force élastique de la vapeur, ou la rotation de la terre autour du soleil?

Pour la méthode Francisque Crotte, il en sera sûrement de même. Après avoir été niée ou raillée, elle triomphera fatalement par ses innombrables succès, et s'imposera avant peu à tous comme un devoir. Alors, mais alors seulement, la tuberculose sera vaincue.

Paris, 1ᵉʳ janvier 1903.

INDEX

CURE DE LA TUBERCULOSE

ET DE

TOUTES LES AUTRES AFFECTIONS
DE NATURE MICROBIENNE

TUBERCULOSE

I. — DÉCOUVERTE DE LA CURE DE LA TUBERCULOSE PAR FRANCISQUE CRÔTTE

Les travaux relatifs à la découverte de la cure de la tuberculose par Francisque Crôtte remontent à une vingtaine d'années.

Ils eurent pour origine les recherches des différentes bactéries contenues dans la bière. Francisque Crôtte recherchait surtout le plus puissant antiseptique pour détruire les germes microbiens, et c'est dans la bière, on le sait, que se rencontrent les meilleures cultures.

Il s'agissait de trouver un antiseptique inoffensif et puissant : l'inventeur songea à utiliser l'acide formique ou formaldéhyde, le plus puissant des antiseptiques connus.

Restait la question du moyen à employer pour utiliser les propriétés de cet agent : il eut alors l'idée d'employer l'électricité statique à haute tension pour transporter le formaldéhyde dans la bière par transfusion et tuer ainsi les bactéries. Les expériences réussirent, et, au bout d'un certain temps, il vit les microbes perdre leur force, puis disparaître tout à fait. Ce fut une révélation pour la conservation des bières en fûts, et le moyen était si extraordinaire que les Américains offrirent un grand prix de son invention.

L'idée lui vint alors d'appliquer ce procédé à la guérison de toutes les maladies microbiennes, et principalement de la tuberculose. Des expériences furent faites d'abord sur des cobayes ou cochons d'Inde et des lapins, qui les premiers furent soumis à la transfusion : l'examen de leurs viscères révéla la présence des antiseptiques transportés.

Avec le concours de médecins et de chimistes, Francisque Crôtte fit de nouvelles expériences sur plusieurs employés de son laboratoire atteints de tuberculose : il fut assez heureux pour les guérir ou les améliorer. Le principe était trouvé.

Peu à peu l'application se perfectionna, les produits employés furent distillés et dosés à la quantité que l'expérience démontra donner les meilleurs résultats, et on construisit, d'après les données de l'inventeur, des machines spéciales à haut voltage donnant, au point de vue du transport, des résultats inespérés et inconnus jusqu'alors.

Ces résultats convainquirent Francisque Crôtte de la possibilité de pouvoir foudroyer et détruire toutes les bactéries des maladies microbiennes et, par conséquent, les guérir toutes sans exception. Il s'attaqua d'abord à la tuberculose, comme étant de toutes les maladies la plus difficile à combattre.

« A vaincre sans péril on triomphe sans gloire. »

Le succès le plus grandiose attendait Francisque Crôtte.

En 1894, il organisa des cliniques et instituts rue de Monceau et rue d'Edimbourg. Les résultats furent éclatants : plus de trois mille tuberculeux indigents furent envoyés par l'Assistance publique, les mairies de Paris et les hôpitaux. Les malades vinrent en foule chercher le remède que leur refusait la médecine routinière et impuissante.

Mais les habitants de ce quartier riche, qui ne voulaient pas voir un sanatorium s'organiser dans leur voisinage, essayèrent d'entraver l'œuvre de cet hygiéniste qui, après avoir soutenu deux ans un procès qui lui coûta des sommes considérables, finit par succomber, n'ayant plus les moyens de se défendre.

Appelé alors en Amérique par des docteurs qui appréciaient les bienfaits de sa découverte, Francisque Crôtte y organisa, avec de hautes personnalités médicales, sa méthode pour être appliquée dans toute sa rigueur. Il fit, en 1898, au Congrès International de Colombus (Ohio), devant plus de 7.000 médecins, une communication où il proposait de traiter gratuitement 500 malades pour démontrer l'efficacité de son procédé. Il organisa des instituts à New-York, et les hôpitaux de Washington adoptèrent sa méthode.

En 1899, il présenta au Congrès international de la tuberculose de New-York un rapport sensationnel sur l'extinction de la race humaine par cette maladie.

Après un voyage en Allemagne, où il avait exposé, à la Faculté de Médecine de Bonn, les grandes lignes de sa méthode, M. Francisque Crôtte revint à Paris et ouvrit, rue de Turin, un nouvel institut où de nombreux indigents sont soignés gratuitement.

Certificats d'Indigents

Les affirmations des journaux, déclarant, après l'avoir constaté d'ailleurs par eux-mêmes, que des milliers d'indigents avaient été envoyés à M. Francisque Crôtte par l'Assistance publique de Paris, nous ont valu nombre d'attaques, même de certains docteurs qui ont déclaré la chose impossible.

Nous croyons de notre devoir de mettre sous les yeux des médecins et du public quelques réductions de ces certificats, que nous conservons soigneusement par milliers ; la lecture suffira pour édifier toute personne de bonne foi.

Modèle des certificats d'indigents envoyés à l'Institut Crôtté par l'Assistance publique et les Mairies de Paris.

(Les malades indigents doivent être munis de cette forme de certificats pour être soignés gratuitement.)

Administration générale de L'ASSISTANCE PUBLIQUE à Paris

RÉPUBLIQUE FRANÇAISE

Liberté – Égalité – Fraternité

M. 18.

Bureau de Bienfaisance du *2e* Arrondissement

CERTIFICAT D'INDIGENCE

Le Secrétaire-Trésorier certifie : que M ______________

né le *15 février 1855* à *Cognac* ________ départ. de *La Charente*
profession *Vaisselier* ______________
demeurant rue ______________ n° ______
est inscrit / appelée inscrit au Contrôle des indigents de l'arrondissement, sous le n° *3709*
à la date du *30 Juin 1897*
qu'il reçoit une mensualité de *quatre francs.*
met qu'il habite Paris depuis *39. ans.*

Paris, le *4 Mars* *1902*

Le Secrétaire-Trésorier.

Raby

Déclarer pour quel objet le certificat est délivré : s'il est pour obtenir une admission dans les hôpitaux (admission gratuite, pour obtenir des secours de l'état civil, pour dégrèvement de contributions, etc., etc.

Nous, soussignés, Administrateur, Commissaire de Bienfaisance ou Dame Patronnesse, certifions que M ______________ inscrit au Livre des indigents, est dans le cas d'obtenir *le présent certificat afin d'obtenir gratuitement le traitement médical de l'institut Crôtté, rue de Sévin Paris.*

Délivré à Paris, le *4 Mars* *1902.*

Commissaire de Bienfaisance ou Dame Patronnesse

Administrateur

Carieux

**Modèle des certificats d'indigents envoyés à l'Institut Crôtte
par l'Assistance publique et les Mairies de Paris.**

*(Les malades indigents doivent être munis
de cette forme de certificats pour être soignés gratuitement.)*

RÉPUBLIQUE FRANÇAISE

LIBERTÉ. ÉGALITÉ. FRATERNITÉ

Ville de Paris

(XI.ᵉ ARRONDISSEMENT)

Mairie de Popincourt

CERTIFICAT DE MORALITÉ ET DE SITUATION NÉCESSITEUSE

Nous, Maire du Onzième Arrondissement de Paris,

certifions que M ....

.... *Typographe* ....

demeurant en cet Arrond, rue .... Nᵒ ....

se trouve actuellement dans une situation nécessiteuse.

En foi de quoi nous lui avons délivré le présent, pour

*lui permettre d'obtenir gratuitement des soins
à l'Institut Crôtte, Rue de Turin 9.*

Paris, en Mairie, le *vingt-neuf Août*

mil ~~huit cent quatre-vingt~~ *neuf cent un.*

~~Témoin~~

Le Maire,

II. — EXPOSÉ DE LA MÉTHODE FRANCISQUE CRÔTTE

La grande question de la tuberculose est plus que jamais à l'ordre du jour. C'est une vraie croisade qui s'organise chez tous les peuples contre l'épouvantable maladie qui décime les populations. En présence des efforts tentés de toutes parts, notre légitime ambition est de nous placer à la tête des combattants, et notre inébranlable espoir, d'être les premiers à vaincre. Le passé que nous pouvons invoquer répond de l'avenir. Ce passé, nous le livrons aujourd'hui au jugement de tous ; il fait le principal objet du présent opuscule.

***

La tuberculose fait d'innombrables victimes dans tous les pays et sous tous les climats. Si l'on se réfère au pourcentage des causes de décès indiqué par les statistiques, chaque année, en Russie, 400.000 personnes mourraient de cette maladie ; en Allemagne, 170.000 ; en Autriche, 160.000 ; en France, 150.000 ; en Angleterre, 70.000 (1) ; en Italie, 60.000 ; en Portugal, 20.000 ; en Belgique, 11.000 ; en Suisse, 6.000.

Une statistique cruelle. — Les victimes de la tuberculose dans les grandes villes. — Mortalité et pourcentage

Jamais, à aucune époque de l'histoire, un sujet n'a autant préoccupé le monde que la tuberculose, et produit en si peu de temps autant de recherches, d'expériences, de discussions, depuis la découverte

---

(1) Ce chiffre de 70.000 nous semble bien faible, eu égard aux mauvaises conditions climatériques des pays d'outre-Manche, et très certainement on peut sans exagération le tripler !

contestée du bacille de Koch jusqu'à la généreuse tentative du Docteur Garnault. C'est qu'il s'agit de la maladie la plus universellement répandue, la plus traîtreusement meurtrière, celle qui fait le plus de victimes, partout, dans les villes aussi bien que dans les campagnes, la tuberculose, qu'on a appelée la peste de l'époque contemporaine.

Les tableaux des méfaits de la tuberculose ne sont donc pas des documents sans intérêt. En voici un que vient de publier le gouvernement de Cuba. C'est la statistique sanitaire et démographique de la ville de La Havane. On y trouve des chiffres fort curieux, notamment les totaux et le pourcentage de la mortalité occasionnée par le terrible fléau, pendant l'année 1901, dans les villes dont la population dépasse 250.000 habitants.

VILLES	POPULATION	Nombre de décès	Mortalité pour 1.000 habit.
Baltimore	525.000	1.138	2.16
Boston	573.579	1.346	2.34
Chicago	1.758.025	2.454	1.39
New-York	3.632.501	8.134	2.23
Philadelphie......	1.293.697	2.946	2.27
Manille	250.000	965	3.86
Prague	389.741	1.485	3.81
Vienne...........	1.691.996	6.043	3.57
Rio-Janeiro	793.000	2.743	3.46
Havane...........	275.000	900	3.27
Londres	4.579.107	7.734	1.70
Paris.............	2.511.629	10.688	4.25
Berlin...........	1.902.282	4.399	2.31
Amsterdam.......	530.104	795	1.49
Budapest.........	744.719	2.481	3.33
Mexico...........	368.777	1.922	5.21
Moscou..........	1.000.000	3.022	3.02
Saint-Pétersbourg.	1.248.683	3.943	3.15
Madrid...........	527.027	1.282	2.43

Cette statistique — qu'il est nécessaire d'aller chercher dans une publication américaine, — montre quels ravages effrayants sont actuellement encore causés par la tuberculose.

Elle nous montre aussi, hélas! que Paris doit prendre rang au nombre des villes les plus cruellement atteintes par le fléau.

Pour une population de 4 millions et demi d'habitants, Londres a enregistré 7.734 décès. Pour une population de 3 millions et demi d'habitants, New-York en a constaté 8.134. Paris ne compte que 2 millions et demi d'habitants et il a eu, pour le même temps, 10.688 décès.

D'autre part, si Mexico, avec une population de 368.000 âmes et une mortalité de 1.922 décès, a atteint le pourcentage de 5.21 par 1.000 habitants, Paris, avec ses 10.688 décès, va jusqu'à 4.25, alors que New-York et Londres ne dépassent pas 2.23 et 1.70 pour 1.000.

Constatation douloureuse pour nous. Paris, qui occupe le troisième rang par la population, tient la première place par la mortalité et la seconde quant au rapport entre le nombre des habitants et le chiffre des décès.

(Le Matin, 29 Juillet 1902.)

Quantités de statistiques ont été dressées, mais elles ne sont pas exactes au point de vue tuberculose proprement dit. Nous trouvons comme exemple la précédente, qui nous vient d'une publication américaine, reproduite par le journal Le Matin.

Il ressort de cette statistique que Paris est la ville la plus contaminée. Nous ne voyons là qu'une confusion entre la phtisie et la tuberculose. Les manifestations de la tuberculose sont nombreuses et pourtant, dans toutes ces grandes villes, on ne mentionne sûrement que les cas de décès de la phtisie, tandis que Paris relate tous les cas de mortalité occasionnés par des manifestations tuberculeuses, c'est-à-dire : la méningite tuberculeuse, le lupus tuberculeux, la laryngite et la pharyngite tuberculeuses, toutes les maladies de poitrine, la gastralgie, l'entérite tuberculeuse, la péritonite tuberculeuse et intestinale, les tumeurs blanches, ulcères tuberculeux, etc., etc. Si les villes de Londres, New-York, Chicago et autres principales publiaient tous les décès de source tuberculeuse, les chiffres seraient doublés et triplés et la ville de Paris ne serait qu'au troisième ou au quatrième rang.

Cela tient aussi au diagnostic fait par les médecins: il n'est pas toujours facile dè reconnaître de prime abord et sans analyse la tuberculeuse : beaucoup de malades meurent dans les hôpitaux sans même avoir été examinés cliniquement. Ceci démontre et prouve qu'à Paris la médecine ou les médecins sont mieux éclairés.

D'après les idées généralement acceptées aujourd'hui mais sur lesquelles il y a lieu, comme nous le verrons plus loin, de faire bien des réserves, la tuberculose serait éminemment contagieuse pour les sujets prédisposés. La contagion aurait lieu principalement par l'introduction dans les voies respiratoires, des bacilles de Koch provenant des crachats desséchés des phtisiques et par l'ingestion dans le tube digestif de viandes ou de lait tuberculeux.

La tuberculose pourrait être évitée par les moyens suivants : 1° destruction des crachats bacillaires ; 2° balayage et essuyage humides des locaux où vivent les tuberculeux ; 3° désinfection fréquente de ces locaux et des vêtements des malades ; 4° isolement des sujets atteints ; 5° salubrité des habitations ; 6° surveillance des viandes et du lait.

Dans tous les cas, la tuberculose est curable. C'est là une vérité trop méconnue et sur laquelle, par conséquent, on ne saurait assez insister.

On a longtemps considéré, dit le Dr Amodru, député, que la tuberculose n'était pas ou n'était que très exceptionnellement guérissable. Aujourd'hui, il est démontré par la clinique, par les expériences d'anatomie pathologique et par les découvertes de la bactériologie, que la tuberculose est curable et qu'elle l'est à toutes les périodes. Les cliniciens les plus distingués arrivent à cet égard aux mêmes conclusions. En 1888, le Professeur Bouchard terminait son cours à la Faculté de Médecine en disant : « Cette maladie, qui « s'acharne sur l'humanité, est curable dans le plus grand « nombre des cas. » Le Professeur Jaccoud va plus loin. Dans son livre publié en 1888 sur la curabilité de la phtisie pulmonaire, il s'exprime ainsi : « La phtisie pulmonaire est « curable : voilà la notion féconde qui domine toute l'his- « toire de la maladie, qui doit inspirer et diriger nécessaire- « ment l'action médicale. L'incurabilité proclamée par « Laënnec et ses successeurs immédiats est démentie par « l'anatomie pathologique, elle est démentie par l'observa- « tion clinique ; ne vous laissez pas influencer par cette « condamnation qui n'est plus qu'un souvenir historique. « Vous constatez la présence de quelques tubercules dans « les poumons ; ne croyez pas pour cela, dès cet instant, que « l'individu qui les porte est fatalement destiné à être tué « par eux ; vous constatez que ces tubercules se ramollissent, « qu'une caverne se forme, ne croyez pas pour cela que tout « est perdu..., ayez sans cesse présente à l'esprit la tendance « naturelle du tubercule à la transformation fibreuse qui est

« la guérison...; luttez en un mot, luttez toujours avec l'iné-
« branlable confiance que vous pourrez puiser dans la
« notion de curabilité. L'ennemi peut être vaincu, voilà
« l'idée mère qui doit soutenir vos efforts. »

Daremberg affirme également la curabilité de la tuberculose : « J'ai soigné et suivi, dit-il, depuis une dizaine d'an-
« nées, plusieurs phtisiques complètement guéris qui ont
« repris leurs occupations, se sont mariés et ont eu des
« enfants bien portants. Je puis même dire que le phtisique
« guéri depuis dix ans que je connais le mieux, c'est moi-
« même. Aussi m'est-il permis d'affirmer que la guérison
« de la tuberculose est possible. » A ces témoignages viennent s'ajouter ceux de Sabourin, Brehmer, Dettweiler,
Marfan, L.-H. Petit, Moeller, Léon Petit, Knopf, Beaula-
von. Parmi les anatomopathologistes, Hérard, Cornil,
Hanot, Charcot affirment, eux aussi, la cicatrisation possible du tubercule pulmonaire, et le Professeur Grancher a
pu dire, résumant en une formule concrète l'état de la
science et des découvertes modernes, que la tuberculose pulmonaire était la plus curable des maladies chroniques.

Déjà, en 1850, Beau et Natalis Guillot avaient trouvé
sur plus de la moitié (exactement sur 60 0/0) des cadavres
dont ils avaient fait les autopsies, tant à Bicêtre qu'à la
Salpétrière, des lésions tuberculeuses anciennes cicatrisées.

Le Dr Letulle, dont les études sur la tuberculose sont si
justement appréciées, a fait à ce sujet des expériences aussi
démonstratives.

Sur 189 autopsies pratiquées de 1892 à 1895, pour des
affections autres que la tuberculose pulmonaire, voici quels
ont été les résultats fournis :

1º Cas exempts de toute lésion tuberculeuse (plèvres,
poumons et ganglions trachéo-bronchiques)... 79

2º Tuberculose des voies respiratoires latente ou
guérie (sclérose anthracosique, tubercules fibreux,
caséo-plâtreux, calcifiés) 92

3º Cas suspects (adhérence des sommets, pneumonie chronique ardoisée, ramollissement anthracosique des ganglions trachéo-bronchiques, cicatrices rayonnées du parenchyme pulmonaire, etc.)......... 18

En écartant les cas suspects, on voit que les tuberculoses cicatrisées figurent à peu près pour 50 0/0 dans ce tableau. — « Ces chiffres, dit le Dr Ricard, par la simili-« tude même de leurs résultats, sont d'une grande élo-« quence. Ils nous montrent très clairement que la moitié « des hommes réputés bien portants et non tuberculeux, « mourant de vieillesse ou de cause fortuite, ont, à un moment « donné de leur vie, été touchés par la tuberculose et ont « guéri. Il y a donc beaucoup d'atteints mais aussi beaucoup « de guéris, puisque la moitié du genre humain a des « tubercules, sans même se douter de leur présence; telle « est la signification vraiment réconfortante du résultat des « autopsies. »

Si des tuberculeux ignorés, et n'ayant été l'objet d'aucun soin particulier, ont pu arriver par les seuls efforts de la nature à une guérison complète, quelles espérances ne doit-on pas concevoir à l'égard des malades qui seront soumis à un régime et à un traitement appropriés?

La curabilité de la tuberculose étant ainsi démontrée, quelles sont les conditions les plus propres à favoriser la guérison?

Ces conditions sont d'ordre général et s'appliquent au traitement de tous les phtisiques, que ceux-ci soient soignés à domicile, dans un sanatorium ou dans un hôpital. Elles consistent principalement dans l'*aération*, la *suralimentation* et le *repos* (1).

Hélas! l'aération, la suralimentation et le repos préconisés par le docteur Amodru, comme par tous les au-

---

(1) Rapport à la Chambre fait au nom de la Commission d'hygiène publique (Session de 1901), « *Sur les mesures à prendre pour arrêter les progrès de la tuberculose.* »

tres praticiens, sont peut-être suffisants pour guérir la tuberculose à ses tout premiers débuts ; encore même faut-il qu'ils soient pratiqués fort longtemps, souvent même des années. Mais ils ne peuvent en quelque sorte rien contre la tuberculose nettement déclarée, car ils ne sont aptes, dans ce cas, qu'à aider plus ou moins les simples efforts de la nature, en d'autres termes le hasard.

Pour triompher sûrement et rapidement de la tuberculose franche, il faut quelque chose de plus, et ce quelque chose, en vain cherché jusqu'ici, nous est fourni par la méthode Francisque Crôtte dont nous allons maintenant parler.

* *

Dans une mémorable communication à l'Académie des Sciences, faite le 18 octobre 1894, communication qui malheureusement n'eut pas alors tout le retentissement qu'elle méritait, un chimiste français, Francisque Crôtte, appelait l'attention de ce Corps savant sur une méthode trouvée par lui pour l'introduction dans l'organisme de substances médicamenteuses au moyen des courants électriques statiques à haute et à moyenne tension, et sur la guérison, par cette méthode, des affections microbiennes en général, et plus spécialement de la tuberculose sous TOUTES SES FORMES, *phtisie pulmonaire, pleurésie et péritonite tuberculeuses, tuberculose des os, tumeurs blanches, lupus, etc.*

Reprenant cette communication en 1896, après la publication des travaux de d'Arsonval et Charrin sur l'emploi des courants dynamiques de haute fréquence pour la destruction des toxines, Francisque Crôtte disait :

« La méthode que je soumets à la bienveillante appréciation de l'Académie des Sciences est basée :

« 1° *Sur l'électricité statique*, suffisamment accumulée pour tuer tous les bacilles, sans danger pour les malades ;

« 2° *Sur l'utilisation des courants statiques*, dans le même moment, pour véhiculer les antiseptiques, les conduire jusqu'au siège du mal, et neutraliser ainsi les redoutables effets des toxines ;

« 3° *Sur l'emploi des métaux*, qui sont également véhiculés et qui, en se combinant heureusement avec les médicaments, deviennent les précieux auxiliaires de la guérison, les uns comme reconstituants, les autres comme antiseptiques.

« J'ai pu vérifier que les médicaments étaient réellement transportés, car, immédiatement après l'application de ma méthode, j'ai analysé les urines, les crachats et les sueurs des malades, et j'y ai constaté la présence des substances employées.

« Je suis donc en droit d'affirmer que *le transport des remèdes antiseptiques au siège même du mal est l'une des bases les plus positives et l'une des découvertes les plus précieuses de ma méthode.*

« Ainsi : c'est au sommet des poumons et dans les cavernes, pour la tuberculose pulmonaire ; dans la plèvre, pour la pleurésie tuberculeuse ; dans le larynx, les reins, les os, les articulations, les intestins, le péritoine, le foie, la rate, les méninges, dans tous les organes pouvant être atteints d'affections tuberculeuses que, par ma méthode, on peut aller chercher ce mal, le combattre et le terrasser.

« C'est donc en combinant la puissance destructive de l'électricité statique avec la propriété de ses courants de transmettre dans tout l'organisme des agents médicinaux, que j'ai obtenu des résultats considérables et irréfutables, qui me permettent d'affirmer la guérison de la tuberculose et de toutes les autres affections d'origine microbienne *par l'électricité statique* considérée comme agent de destruction des bacilles, d'une part, et, d'autre part, comme agent de transmission des substances recommandées par la thérapeutique à titre de remèdes ou de reconstituants. »

Après cet exposé de principes, Francisque Crôtte établissait comme suit la statistique des malades guéris par sa méthode, de 1894 à 1896, dans ses cliniques de la rue de Monceau, 55, et de la rue d'Edimbourg, 5 :

Tuberculose au 1er degré : 100 pour cent.

Pour les enfants, la guérison radicale avait été obtenue après un traitement de 15 à 30 jours ; pour les adultes, après un traitement de 30 à 90 jours.

Tuberculose au 2e degré : 75 pour cent.

Au 2e degré, la guérison radicale de tous les enfants sans exception avait encore été obtenue, mais la durée du traitement s'était élevée de 60 à 90 jours.

Tuberculose au 3e degré : encore 30 pour cent pour les adultes et 80 pour cent pour les enfants.

Au total, sur 800 malades traités, on en comptait 600 entièrement guéris. Chez les 200 autres, on avait constaté, dès le début, une telle perte de substance pulmonaire qu'aucun espoir de succès complet n'était possible, et néanmoins presque tous avaient retiré momentanément du traitement une grande amélioration. Au jour de la dernière communication, 10 seulement étaient morts.

.*.

Trois ans après ses communications à l'Académie des Sciences, Francisque Crotte en faisait une autre au Congrès de médecine générale de Colombus (Ohio, Amérique), et deux ans plus tard, il lisait au Congrès contre la tuberculose, tenu à New-York en 1900, un rapport sur « l'*Extinction de la race humaine par la tuberculose, les causes de cette maladie, ses effets, les moyens de s'en préserver, sa cure.* »

Ce rapport a une importance considérable et il nous paraît nécessaire de le donner intégralement.

« Il y a à peine cinquante ans que la tuberculose est mieux connue, c'est-à-dire qu'elle a pris un grand développement et qu'elle s'étend dans des proportions trop alarmantes. L'examen des statistiques d'Europe nous fait frémir quand nous voyons qu'en Angleterre, à Londres spécialement, 60 p. 100 de la population est atteinte par le terrible fléau, en Russie 40 p. 100, en Allemagne 35 à 40 p. 100 à peu près, en France 30 à 40 p. 100, en Italie et en Espagne, 35 à 40 p. 100, et en Amérique 50 p. 100.

« Les contrées voisines du pôle Nord sont les seules presque entièrement sauves de cette maladie, et il y a même quelques contrées arctiques qui en sont complètement indemnes.

« La tuberculose n'a été bien étudiée que tout dernièrement ; elle ne l'est que depuis les travaux de Pasteur et surtout depuis la découverte du bacille de Koch, bacille dont d'ailleurs la spécificité passera à l'état de légende quand il sera bien prouvé que cette spécificité n'est qu'une pure hypothèse élevée à la hauteur d'un axiome pour servir de base à des théories scientifiques, qui en réalité, ne reposent sur rien.

« Les anciens employaient, pour désigner la tuberculose pulmonaire, l'expression de « maladie de langueur ».

« Le fléau fait tache d'huile et menace même d'éteindre la race humaine très rapidement. Presque dans chaque famille il y a une ou deux victimes, et si la moitié de l'humanité est contaminée, l'autre moitié est tremblante et ne sait comment se préserver elle-même du fléau envahisseur.

« Les causes de la tuberculose sont nombreuses et ne peuvent pas être bien déterminées. Quelque chose de mystérieux les enveloppe. Aujourd'hui c'est un homme fort et vigoureux, qui d'après les apparences devrait vivre de longues années, qui est soudainement atteint d'hémoptysie, de fièvre, etc..., et qui présente bientôt tous les signes d'une consomption rapide; rien ne peut arrêter la maladie qui le mène à la mort. C'est une surprise pour chacun et la question se pose de savoir comment il est possible qu'un homme aussi fort puisse succomber à la tuberculose.

« On a cru que des personnes affaiblies et anémiques pouvaient seules avoir la maladie; c'est une erreur, n'importe qui peut en être atteint.

« Une autre fois, c'est un enfant né tuberculeux dont les parents cependant sont d'une constitution solide et jouissent d'une bonne santé.

« Enfin, plus fréquemment encore, la tuberculose est insidieuse et le sujet passe à travers les trois degrés sans beaucoup souffrir, et en apprenant à peine par l'expectoration de chaque jour que la substance de ses poumons diminue constamment. Il contamine ses parents et ses amis; et, dernière ressource, on l'envoie sous un autre climat uniquement pour y contaminer de nouveau ses voisins et pour y périr lentement dans toutes les horreurs de la mort, laissant derrière lui la douleur et le désespoir.

« En dépit de tous ces dangers, aucune précaution sérieuse n'est prise pour prévenir la tuberculose; les masses sont constamment en présence de l'ennemi sans être instruites des dangers qu'elles courent et des diverses sources de contamination qui les environnent: par exemple, les magasins où beaucoup d'employés respirent le même air vicié; les salles surchauffées où quantité de marchandises sont accumulées et couvertes de poussière et de toutes sortes de germes organiques; les petits appartements sans air qui ne sont jamais nettoyés, balayés ou désinfectés, où souvent plusieurs malheureux ont souffert et sont morts de la tuberculose; les compartiments des wagons de chemins de fer où des malades à tous les degrés ont dormi alors qu'ils s'enfuyaient vers d'autres climats; le verre ou la coupe qui servent à tous dans les restaurants; dans les hôtels, les lits, les tapis ou descentes de lit souillés par l'expectoration de malades ignorants ou indifférents; toutes ces choses-là sont des sources constantes de contamination.

« Une des plus grandes causes d'infection est l'usage des viandes crues ou de viandes imparfaitement cuites, par ce fait qu'en dépit de toutes les précautions prises beaucoup de bêtes sont amenées sur le marché atteintes de tuberculose.

« Le danger réside aussi dans le lait donné à nos enfants.

« La maladie n'appartient pas seulement à la race humaine, elle appartient aussi à la race bovine. La vaccine d'enfant à enfant, ou prise sur des animaux non immunisés ou non vérifiés — et ceci a été souvent constaté — est une des principales causes d'infection.

« La syphilis est la source réelle de beaucoup des plaies qui menacent l'humanité. Depuis le XV° siècle, époque où elle apparut avec une nouvelle virulence, elle est entrée dans notre sang d'une façon constante avec chaque génération, assez atténuée pour avoir perdu beaucoup de son danger immédiat, mais ayant donné naissance aux autres maladies, telles que l'anémie, la scrofule et la tuberculose. Il est rare qu'un jeune homme ayant mené la vie de garçon ait échappé aux accidents vénériens, et quoi qu'on ait dit de la blennorrhagie, c'est en somme la voie de la syphilis ; le blennorrhagique guéri en apparence, ne l'est jamais en réalité. Le virus reste souvent dans la prostate, et quand le sujet est marié, il arrive, à la surprise de tous, que ses enfants naissent scrofuleux ou tuberculeux.

« Une autre cause de contamination de la tuberculose réside dans le fait que ses dangers ne sont pas suffisamment appréciés. C'est la femme qui avec ses longues jupes et ses traînes démesurées balaie dans la rue, dans les voitures, sur les places publiques, etc..., les nombreux germes résultant des crachats de malades peu soigneux, et qui les transporte chez elle, où les enfants et les autres membres de la famille sont exposés à la contamination. Nous pouvons dire que l'ennemi est partout, invisible, n'attendant que le moment opportun pour se développer, et que nous sommes par ignorance sans défense contre le danger.

« Pour arrêter les ravages et l'invasion de la tuberculose, d'énergiques mesures doivent être prises, aussi bien que pour les épidémies et autres maladies contagieuses. Le Gouvernement et les Conseils de santé devraient intervenir : dans chaque Etat, dans chaque pays, dans chaque ville un Comité devrait être nommé pour veiller à ce que tout citoyen fût examiné au point de vue physique. L'expectoration devrait être analysée et l'état des poumons soigneusement relevé. De semblables mesures sont bien prises pour nous protéger de la petite vérole, pourquoi ne pas les édicter contre cette plaie également terrible : la tuberculose ? Partout où nous saurions que se trouve l'ennemi, d'énergiques mesures devraient être adoptées pour désinfecter les appartements, traiter et envoyer les malades dans les hôpitaux et les sanatoria et les séparer ainsi de ceux qui sont encore indemnes de la terrible maladie (1).

« En général, la contamination est impossible à éviter complètement ; pour voir le danger, il faut le connaître. Du moment qu'il est établi que 50 % de la population est atteinte de la tuberculose, il est impossible que nous ne soyons pas en contact avec des tuberculeux, et cela à tout instant, dans la rue, dans les magasins, les omnibus et les tramways, etc.

« Dans les hôtels, j'ai vu souvent les domestiques humecter un peu les draps qui venaient de servir, puis les étirer et les presser afin de faire disparaître leurs plis ou leurs souillures, puis les faire servir pour le premier voyageur arrivé, qui, sans défiance et sans défense s'endort au milieu des bactéries sans nombre

---

(1) Le gouvernement saxon est déjà entré dans cette voie ; il a décrété l'obligation pour les médecins de déclarer les cas de tuberculose.

occasionnées par les sueurs profuses d'un malade parti peut-être mourant la veille. Voilà où devrait intervenir la police, ou plutôt les conseils d'hygiène qui ont la charge de la salubrité publique.

« Et des restaurants que ne pourrait-on dire? Sur le pain, par exemple, que tout le monde se passe de la main à la main, que tout le monde touche, qui reste exposé à toutes les poussières depuis le moment où le boulanger l'apporte jusqu'à ce qu'il soit mangé, après avoir passé dans peut-être plusieurs centaines de mains, plus ou moins propres, plus ou moins suantes, plus ou moins contaminées. Un tuberculeux qui s'est essuyé la bouche avec la main après avoir craché prend le pain qui est à côté de lui, le coupe, et vous le passe ensuite : vous voyez ce qu'il a pu déposer sur ce pain, que néanmoins vous mangez sans aucune précaution. Le pain devrait sortir de chez les boulangers enveloppé d'une gaîne de papier léger qui serait déchirée en coupant le pain : à cette condition on pourrait préserver le pain de tout contact dangereux et le maintenir propre.

« Des milliers de précautions aussi utiles devraient être prises, elles ne le seront jamais, parce qu'on ne peut pas croire au danger ; il est partout qui nous guette : il en est ainsi depuis des siècles, et il en sera longtemps ainsi encore si les pouvoirs publics ne se décident à faire des ordonnances et à s'occuper d'arrêter les ravages de la tuberculose.

« La phtisie est curable, absolument curable, la preuve en a été faite par nous et un Comité de docteurs.

« L'Assemblée de ce jour s'est vouée à une tâche généreuse et louable : arrêter, si c'est possible, le terrible fléau, et discuter les mesures qui pourront paraître sages et pratiques pour atteindre ce but. La principale question est donc de trouver les meilleurs moyens à employer pour traiter la tuberculose et pour la guérir.

« Dans l'opinion de Francisque Crotto, basée sur une pratique de vingt années, les sanatoria doivent être situés dans des localités où l'air est pur, c'est-à-dire dans des contrées à l'abri du froid et de l'humidité, protégées contre les vents, et d'une altitude moyenne, situées à une certaine distance de la mer, pas trop éloignées cependant, de façon à recevoir l'air salin sans son intensité et sa vivacité, cet air stimulant l'appétit et étant aussi un antiseptique.

« On ne doit pas rechercher une altitude de plus de 2.000 à 3.000 pieds. A Davos, en Suisse, le séjour des malades leur est souvent dangereux, où l'altitude y est de 4.500 pieds, plus de 50.000 malades sont en traitement. Ils s'y trouvent très bien, l'air ozonisé donne du jeu à leurs poumons, mais si ces malades quittent Davos et essaient de redescendre, ils ont souvent des hémorrhagies nasales ou pulmonaires et il leur est impossible de supporter l'atmosphère lourde des basses altitudes. Envoyer les malades à ces sanatoria, c'est d'ailleurs les ensevelir vivants et les séparer de leur famille, chose de nature à retarder leur guérison en affectant fâcheusement leur moral.

« Les sanatoria doivent être spacieux et avoir toutes leurs chambres exposées au soleil. Ces chambres doivent être construites de façon à faciliter la distribution de l'air saturé d'ozone et spécialement de formaldéhyde, qui détruit sûrement les bacilles. Les chambres doivent aussi avoir toujours la même température, l'air doit être renouvelé jour et nuit. Les germes seront combattus constamment par une atmosphère antiseptique, de façon à les empêcher de produire leurs toxines et à permettre ainsi aux poumons malades de se rétablir. Le malade aura une nourriture azotée en aussi grande quantité que possible. A cette nourriture, on ajoutera des substances phosphatées, nécessaires pour reconstituer les poumons, et qui sont, dans le cas de tuberculose, le principal élément perdu.

« Il est bon aussi de changer de climat dans quelques cas ; cependant les sujets atteints de consomption peuvent être guéris sans ce changement.

« Je considère les injections hypodermiques et les injections de sérum comme inutiles et quelquefois dangereuses. Si un vaccin pouvait être trouvé contre la tuberculose, comme on a trouvé le vaccin de la petite vérole, on aurait découvert le moyen de préserver de la maladie, mais quel effet peut-on attendre d'une injection lorsqu'il s'agit d'une cure ? Comment une injection peut-elle guérir les cavités des poumons dont les substances sont en état de décomposition ?

« Pour guérir les poumons, un traitement local est nécessaire ; nous devons atteindre les poumons directement sans danger pour le malade. L'électricité seule est le merveilleux agent qui peut nous permettre d'arriver à ce but ; cet agent puissant a le pouvoir de passer à travers la peau, les os et même le cerveau sans danger pour le sujet.

« Emile Gautier, le distingué écrivain, a dit : « Je connais beaucoup de méthodes qui sont données par leurs inventeurs comme procurant des succès, mais je n'en connais qu'une qui ait réellement donné des résultats : c'est celle de la transfusion des médicaments et des antiseptiques par les courants statiques à haute

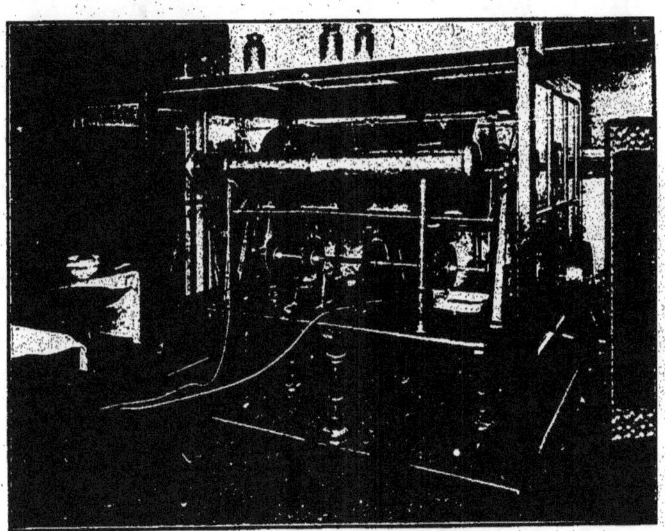

Machine statique en usage aux Instituts Crôtte
pour l'application des hautes tensions. Modèle créé par Francisque Crôtte

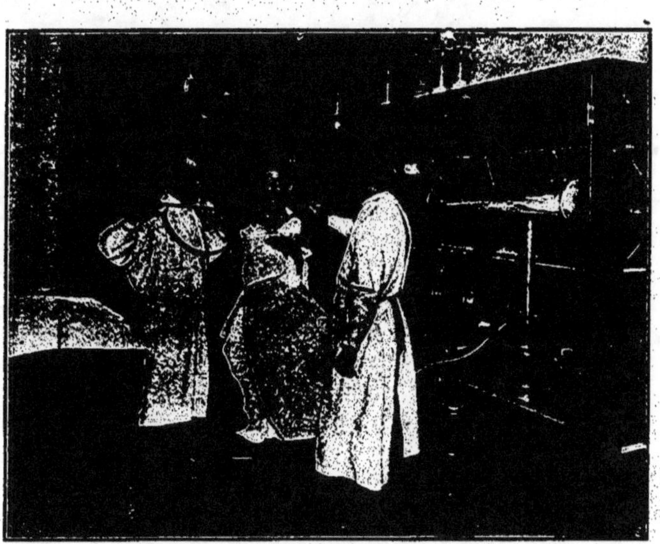

Transfusion des médicaments et antiseptiques à l'Institut de New-York
65, Central Park West

et moyenne tension à travers les pores de la peau, combinée avec des inhalations de formol, atteignant ainsi le siège de la maladie et parvenant de cette façon à traiter heureusement et victorieusement les parties malades du corps; en un un mot, j'ai nommé la méthode Francisque Crôtte. »

« Le même Emile Gautier cite divers cas de cures connues de lui personnellement et attestées par un certain nombre de médecins connus, tels que les Drs Bertheau, Malsang, Ducamp, Guidez, etc...

« L'électricité transporte les antiseptiques, de même qu'en galvanoplastie elle est employée pour transporter les métaux. En médecine, son usage est encore à l'état d'embryon, chaque jour elle nous ménage des surprises. Depuis 1894, époque où a été communiqué à l'Académie des sciences son rapport sur sa méthode pour la cure de la phtisie et les résultats obtenus, l'auteur a réalisé, avec l'aide de médecins distingués, de nombreuses guérisons. Pendant son séjour en Amérique, il a également obtenu d'excellents et nombreux résultats, et nous pouvons citer plus de deux cents médecins que l'expérience a rendus enthousiastes de sa méthode.

« Le traitement Francisque Crôtte consiste: 1o en inhalations de vapeur de formol ; 2o en transfusions ou transports d'antiseptiques par des courants d'électricité statique à haute et moyenne tension.

« La première opération consiste dans la désinfection du malade par l'application d'une solution de formol. Ensuite, et lorsque les pores de la peau sont ouverts, on fait passer les courants statiques à travers ces pores jusqu'aux poumons, au siège même du mal, l'un des pôles étant placé sur la poitrine du malade et l'autre en arrière. La figure I représente la machine statique qui est construite à Paris spécialement pour le transport des médicaments. Dans les figures II et III des éponges saturées d'antiseptiques dosés pour chaque cas sont appliquées sur la peau pendant environ dix minutes et permettent au courant de passer pour effectuer la transfusion. De cette manière, le germe est absolument détruit et si sa reproduction n'était pas aussi rapide, quelques traitements suffiraient pour la guérison. Mais il est nécessaire de répéter le traitement tous les deux jours afin de prévenir les germes qui renaissent et sécrètent leurs toxines, cause initiale de la fièvre hectique, de l'empoisonnement du sang et de la décomposition des substances pulmonaires.

« La question ne fait pas l'ombre d'un doute : la transfusion des médicaments à travers les pores de la peau par l'électricité est un fait certain. »

Suivent des analyses faites par le Dr Wolf, bactériologiste de l'hôpital des femmes à New-York, qui a constaté la présence du formaldéhyde et de l'iode dans le poumon et dans les autres organes après la transfusion de ces médicaments dans le corps d'animaux par des courants d'électricité statique.

L'agent auquel Francisque Crôtte a plus particulièrement recours est le formol gazeux, aldéhyde formique ou formaldéhyde, dont l'extrême puissance antiseptique reconnue par les Drs Miquel, Trillat, Berlioz et Bardet dans leurs remarquables travaux, est égale, sinon supérieure à celle du sublimé, avec cet avantage pour le formaldéhyde qu'il n'est pas toxique, alors que, comme nous le savons, le sublimé l'est à un très haut degré.

A Francisque Crôtte la gloire d'avoir le premier employé le formaldéhyde contre la Tuberculose. Avant lui, personne, absolument personne, n'y avait songé. Aussi n'est-ce pas sans un profond étonnement que nous avons vu un médecin étranger, un italien, le Dr Cervello, présenter au Congrès international de médecine tenu à Paris, en août 1900, et au dernier Congrès de Londres, comme étant de lui, le traitement de la tuberculose par les inhalations ou les injections sous-cutanées de formaldéhyde.

Malheureusement pour le Dr Cervello, il est arrivé trop tard. L'honneur d'avoir créé de toutes pièces la méthode de traitement de la tuberculose par l'électricité et le formaldéhyde utilisé de toutes les manières, en transfusions, en inhalations ou en injections sous-cutanées, cet honneur revient exclusivement à Francisque Crôtte, ainsi qu'en témoigne d'une façon péremptoire la communication à l'Académie des Sciences du 18 octobre 1894.

C'est pour cela que nous protestons encore énergiquement contre les dires du Dr W. Scatchard, de Brighton (Angleterre), qui se targue d'avoir été le premier à utiliser le formol pour la guérison du lupus et dont la prétention a été reproduite, d'après la *Semaine Médicale*, par la *Médecine internationale illustrée* (n° d'août 1901) :

« Dans un cas de lupus nasal, rapportent ces deux journaux, lupus datant d'environ cinq ans et qui, à l'occasion d'une bronchite intercurrente, affecta une évolution particulièrement rapide, un médecin anglais, le Dr W. Scatchard, de Brighton, a eu l'idée d'essayer, à titre de palliatif, le formol. Après avoir fait tomber au moyen de cataplasmes toutes les croûtes et avoir

analgésié les parties malades en les saupoudrant d'or-
thoforme, notre confrère badigeonna la région avec
un mélange à parties égales d'aldéhyde formique en
solution à 40 0/0 et de glycérine. Au bout d'une quinzaine de jours, il fut tout surpris de constater que les
ulcérations étaient presque complètement guéries et
faisaient place à des cicatrices lisses et peu visibles.
Deux ou trois points suspects, apparus quelques semaines plus tard, ne tardèrent pas à s'effacer sous
l'influence d'une application de formaline, et pendant
neuf mois le patient ne présenta plus rien d'anormal.
Puis survint une nouvelle attaque de bronchite, suivie
de l'apparition de trois petites plaques de lupus dans le
voisinage de l'ancien foyer. Cette fois encore, un seul
badigeonnage à la glycérine formalinée suffît pour
amener la guérison dans l'espace d'une dizaine de
jours, et depuis lors on n'a plus eu à enregistrer de
récidive. »

Eh bien, ce n'est pas le D' W. Scatchard qui a trouvé
la guérison du lupus par le formol. Il y a déjà longtemps
que Francisque Crôtte était arrivé à ce résultat, et le
médecin anglais n'a été que son imitateur.

Une dernière rectification.

Dans la séance publique annuelle de la Société médicale des praticiens de Paris, du 22 novembre 1901,
le D' Foveau de Courmelles a prononcé un discours
sur la *Cure de lumière* où il revendique l'honneur
d'avoir proposé le premier, en 1890, la transfusion des
médicaments par les diverses modalités électriques
sous le nom d'*Electrolyse médicamenteuse*. « La tu-
« berculose m'a, dit-il, souvent préoccupé au point de
« vue électrothérapique: mon brevet d'invention du

« 22 novembre 1890 comportait des appareils d'*élec-*
« *trolyse médicamenteuse* par les diverses modalités
« électriques : galvanisation, induction, franklinisa-
« tion. Ce dernier procédé par l'électricité statique,
« présenté actuellement comme nouveau, fait grand
« bruit ; des médicaments y sont adjoints comme en
« 1890 et agissent ainsi très bien contre la phtisie. »

Nous admettons sans difficulté, puisqu'il nous l'affirme, que le Dr Foveau de Courmelles a pris le 22 novembre 1890 un brevet d'invention pour des appareils
d'électrolyse médicamenteuse. Mais l'idée de l'*élec-*
trolyse ne saurait en rien être réclamée par lui comme
sienne. La loi du transport des molécules au moyen de
l'électricité statique, qui avait été pressentie par Ber-
thollet, fut signalée nettement, il y a plus de quarante
ans, par un ingénieur électricien distingué, Bekeinsteiner, de Lyon, mort aujourd'hui (*Paris-Gazette,* n^o
du 22 décembre 1868). Francisque Crôtte, l'ami et le
confident de Bekeinsteiner, introduisit avant tout
autre cette loi dans la pratique médicale et, grâce à
l'emploi qu'il fit le premier du formaldéhyde, réalisa
par le transport de cet agent au moyen de l'électricité
statique la seule méthode qui nous permette de triompher de la tuberculose. Sachons donc rendre à chacun
ce qui lui appartient.

* *

Depuis la communication à l'Académie des Sciences
du 18 octobre 1894, la méthode Francisque Crôtte a
fait son chemin.

Outre les magnifiques succès relatés plus haut et
obtenus par les médecins qui dirigeaient, avec l'assistance de Francisque Crôtte lui-même, les cliniques de

la rue Monceau et de la rue d'Edimbourg, et au nombre desquels était le Dr Bertheau, de Paris, nous avons à enregistrer les succès non moins éclatants des Drs Ducamp, de Bordeaux, et Labadie, de New-York.

Ces succès avaient même été si décisifs que les Drs Bertheau, Ducamp et Labadie crurent de leur devoir d'en saisir le Congrès international de Médecine tenu à Paris en août 1900.

Voici notamment comment s'exprimait à ce Congrès le Dr Labadie, délégué à la fois de la Société Médicale de New-York et du Congrès contre la tuberculose qui avait siégé dans cette ville en 1900.

On a proposé bien des traitements contre la tuberculose, et tout ce que la science possède et a pu avoir à sa disposition pour arrêter et guérir cette terrible maladie n'a pas fait avancer la question d'un pas. Le traitement de Francisque Crôtte, que je recommande aujourd'hui après en avoir suivi les effets sur un certain nombre de malades, ouvre positivement une nouvelle voie thérapeutique. Il est supérieur à tous les autres traitement connus et employés jusqu'à ce jour, dont il totalise les bons effets sans en présenter les inconvénients. Son caractère est, du reste, absolument scientifique. Il est basé sur la transfusion ou le transport des médicaments et des antiseptiques à travers la peau ou les os au siège même du mal par l'électricité statique à haute et à moyenne tension. Ce transport est opéré par une puissante machine statique dont les effluves et les étincelles passent à travers le corps du malade sans le moindre danger et sans douleur, entraînant avec elles les antiseptiques, tels que le formol, l'iode naissant, etc., qui sont les antiseptiques principaux employés dans ce traitement. La métallothérapie vient aussi apporter son contingent médical : l'or, l'argent, le fer, l'antimoine, le cuivre électrolytique, etc., sont pareillement transportés.

Cette façon d'appliquer des remèdes, de transporter les antiseptiques à travers le corps des malades est la partie la plus importante de la méthode, puisqu'il n'est plus besoin de se servir de l'estomac pour ingérer, digérer et faire assimiler les médicaments.

L'estomac, si précieux pour la nutrition, reste libre et n'est plus détérioré par les remèdes souvent nombreux qu'il est obligé d'absorber dans les autres traitements, surtout quand on sait que la suralimentation est une des principales conditions requises pour la guérison de la tuberculose. C'est l .. naldéhyde qui joue comme antiseptique le principal rôle dans ce nouveau mode de traitement. La puissance antiseptique de la vapeur formolée est connue de tous ; on sait que les vapeurs de formol détruisent les bacilles rapidement et en empêchent la reproduction dans les tubes de culture. Enfin l'électricité statique vient par elle-même compléter l'œuvre du traitement en tonifiant et galvanisant l'organisme dans toutes les maladies déprimantes et principalement dans la tuberculose qui est la plus déprimante de toutes. Il semble que l'électricité rend à l'organisme sa provision d'énergie nerveuse perdue. On sait que c'est un agent thérapeutique employé déjà depuis longtemps en France et en Amérique.

Le traitement n'offre aucun danger, et avec un peu d'habitude on arrive à faire supporter au malade de forts courants électriques.

Le Dr Labadie décrit ici des expériences bactériologiques qui viennent prouver d'une façon indiscutable que les médicaments sont bien transportés dans le corps, à travers la peau, par l'électricité ; il apporte ensuite vingt-cinq observations dont les moyennes sont même plus élevées que celles accusées pour la France, et il poursuit :

Les résultats obtenus peuvent se répartir comme suit : sur huit cent malades traités en France, six cents ont été guéris. Les résultats sont au-dessus de toutes les espérances ;

100 pour cent pour la tuberculose au premier degré ;
75 pour cent pour la tuberculose au second degré. Nous
sommes heureux de vous dire, Messieurs, que nous
avons obtenu aux Etats-Unis une moyenne un peu plus
élevée. Nos confrères d'Amérique et de France, comme
nous, étaient très sceptiques au début; mais en face de la réalité, ils se sont fait un devoir de témoigner par écrit que la
méthode et le moyen de guérir la tuberculose étaient enfin
trouvés.

Le Dr Bertheau, de Paris, qui a suivi pendant cinq
ans le traitement antituberculeux par la méthode dont
nous venons de parler, a bien voulu me communiquer le
résultat de ses observations ; il déclare en toute sincérité
que son expérience, confirmée par une observation très
attentive, c'est-à-dire la constatation de l'état des malades, à
différents intervalles après leur guérison, lui permet
d'affirmer la vérité de la nomenclature suivante recueillie
sur ses registres de l'année 1897.

Sur 285 tuberculeux :

1° *Guéris* :	1er degré, 13	
	2e — 91	
	3e — 2	106 guéris
2° *Améliorés* :	1er degré, 1	
	2e — 93	
	3e — 23	117 améliorés
3° *Stationnaires* :	1er degré, 0	
	2e — 27	
	3e — 23	50 stationnaires
4° *Morts* :	1er degré, 0	
	2e — 4	
	3e — 8	12 morts

Dans les *améliorés*, le Dr Bertheau comprend les malades qui ont cessé trop tôt leur traitement, pour un motif ou un autre.

Dans les *stationnaires*, le Dr Bertheau comprend les malades, partis ou ayant cessé le traitement avant d'en pouvoir apprécier les effets.

Dans la lettre où le Dr Bertheau m'envoie ses documents, il ajoute : Malheureusement, en France la lutte antituberculeuse n'est pas activement menée, et la plupart des sujets *suspects* ne sont pas suffisamment soustraits aux influences délétères de la misère, à une déplorable hygiène et à la désinfection microbienne.

Aussi ne puis-je déplorer trop amèrement les paroles de commisération qu'on prodigue à ces pauvres tuberculeux sans y ajouter l'acte, la recherche directe d'une médication efficace. J'ai le droit d'espérer que des expérimentations scientifiques sérieuses, dans les conditions hygiéniques et antiseptiques *ad hoc*, arriveraient à étayer une méthode curative que je me permets de qualifier de microbicide.

Comme conclusion, je dirai que ce traitement a pour résultat l'atténuation rapide des symptômes de la tuberculose : diminution de la toux et des bacilles dans les crachats, cessation presque subite de la fièvre et des sueurs nocturnes, et comme conséquence, retour rapide des forces, du sommeil et de l'appétit. C'est donc une méthode curative en laquelle j'ai pleinement confiance et que je ne saurais assez recommander.

Des communications des Drs Bertheau, de Paris, et Ducamp, de Bordeaux, concordant sur tous les points avec la précédente, nous ne retiendrons que ceci :

Ce n'est pas sans une noble ambition — c'est le Dr Ducamp qui parle — que les savants ont employé tout leur savoir, toute leur énergie à chercher le moyen de vaincre ce terrible fléau, qui a nom la tuberculose ; fléau si terrible qu'à lui seul il ravage plus de vies humaines que tous les autres réunis.

Mais ces efforts, quoique encouragés par les gouvernements des différents pays du monde, ont toujours échoué devant l'impossibilité de surprendre cet insaisissable ennemi.

Le résultat prodigieux recherché est en grande partie atteint aujourd'hui, grâce à l'ingénieuse association de l'électricité à l'antiseptique le plus puissant connu jusqu'à ce jour, je veux dire l'aldéhyde formique.

Celui-ci, il est vrai, quoique jouissant de la propriété de détruire à lui seul le microbe générateur de la tuberculose, ne pouvait être utilisé à cause de sa trop forte puissance d'oxydation, allant jusqu'à détruire les tissus, et, comme d'un autre côté il n'était pas assez puissant à faible dose, il s'agissait de pouvoir lui donner un auxiliaire au moyen duquel on obtiendrait la destruction du bacille de Koch sans altération du tissu atteint par la maladie.

C'est grâce à cette découverte aussi simple qu'ingénieuse qu'un savant, Francisque Crôtte, a doté l'humanité de la précieuse méthode de traitement par l'électricité combinée avec divers antiseptiques et certains métaux.

Des Instituts formés par lui depuis quelques années, tant à Paris qu'à Bordeaux et à New-York, ont démontré, par d'innombrables guérisons, la précieuse valeur de cette méthode.

A Bordeaux, où j'ai eu l'avantage de diriger moi-même le traitement depuis près de deux ans, j'ai pu me rendre un compte exact de cette méthode, qui m'a procuré des résultats vraiment inespérés, ce qui me permet de dire et d'affirmer que la tuberculose est en réalité vaincue, à la condition cependant que le malade n'attende pas le ravage complet ou la destruction entière de l'organe atteint, le traitement n'ayant pas le pouvoir de refaire des organes complètement délabrés et détruits.

.*.

Arrive le Congrès contre la tuberculose tenu à Londres en juillet 1901.

La méthode Francisque Crôtte s'y présente triomphalement devant le Corps médical du monde entier. Trois nouveaux docteurs, le premier, de New-York, le second, de Bonn (Allemagne), et le troisième, de Paris, viennent y déclarer avec la même vigueur que leurs confrères précédents, les Drs Bertheau, Ducamp et Labadie, et avec des preuves aussi indiscutables, que le remède de la tuberculose est enfin trouvé. Il suffit de lire leurs rapports pour être convaincu. La question ne fait plus de doute. Dorénavant, si nous le voulons, nous sommes maîtres, décidément maîtres de l'impitoyable fléau qui a dévoré jusqu'ici tant d'existences humaines.

Voici les parties essentielles de ces trois rapports.

Extrait du Rapport du Dr Hatch, de New-York

Je viens relater dans ce grand Congrès, dont la suprême ambition est de déterminer les moyens les plus propres à combattre la tuberculose, les extraordinaires résultats que plusieurs de mes confrères et moi nous avons obtenus à New-York, depuis près de deux ans, dans notre pratique médicale par la méthode Francisque Crôtte.

Je dis résultats extraordinaires, et vraiment le mot n'est pas trop fort pour qualifier les succès absolument inespérés que m'a valus une méthode qu'il est surprenant de ne pas voir déjà en honneur dans le monde entier.

Du reste, quand vous connaîtrez ces résultats, quand vous aurez pu en apprécier la valeur, vous les jugerez, et je ne doute pas que votre jugement ne vienne en tous points confirmer le mien, et que vous ne preniez immédiatement les mesures nécessaires pour faire adopter dans tous les hôpitaux d'Angleterre et des autres pays la méthode Francisque Crôtte qui pourrait enrayer si rapidement les progrès de la tuberculose.

On utilise depuis longtemps en médecine les courants d'électricité statique, aussi bien que le formaldéhyde, mais de même qu'il a fallu un Christophe Colomb pour montrer au monde comment on pouvait faire tenir un œuf sur un de ses bouts, de même il a fallu un Francisque Crôtte pour nous montrer comment on pouvait faire arriver aux poumons le formaldéhyde au moyen de courants d'électricité statique à haute et moyenne tension.

Depuis Koch a découvert le bacille de la tuberculose, en 1887, les chercheurs de tous les points du globe ont essayé de trouver un agent assez puissant pour détruire le bacille sans nuire au malade.

En admettant que cet agent fût trouvé, on rencontrait une autre difficulté dans l'anatomie du tubercule autour duquel se forme, pendant son développement, un tissu conjonctif absolument imperméable aux médicaments apportés par la circulation.

Le formaldéhyde a été reconnu être un vrai bactéricide; mais, pur, il coagule l'albumine et, par conséquent, il ne peut pas être introduit directement dans le sang, parce qu'il le coagulerait et causerait immédiatement la mort par la formation de thrombus.

Après de longs essais, Francisque Crôtte est parvenu à obtenir une préparation de formaldéhyde susceptible d'arriver aux poumons, à travers les tissus, sous forme gazeuse, au moyen de courants d'électricité statique.

Afin de prouver que le formaldéhyde atteint réellement les poumons et que les remarquables cures qu'il opère ne

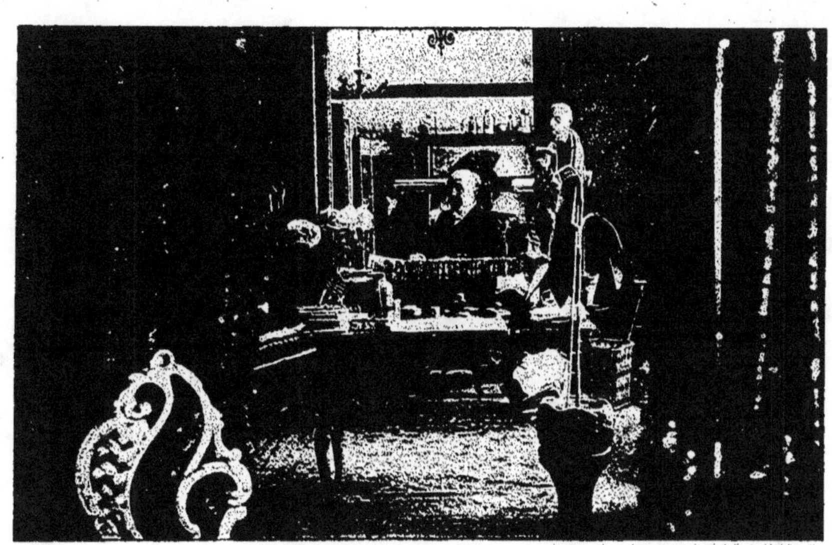

Cabinet de travail de Francisque Crotte
en son Institut de New-York, 65, Central-Park-West

sont pas dues seulement à l'élecricité, il a réalisé sur des animaux des expériences contrôlées par d'autres chimistes et constaté que les poumons étaient imprégnés de formaldéhyde après le traitement. »

Ici, le Dr Hatch rapporte ces expériences, auxquelles il joint celles faites par le Dr Wolf et les siennes propres.

Le malade est soumis chaque deux jours au traitement, et il éprouve rapidement une remarquable amélioration.

Aussitôt que l'activité du bacille est enrayée, la fièvre décroît, les sueurs nocturnes diminuent, l'appétit revient et l'action stimulante de l'électricité donne au malade une nouvelle vigueur.

Naturellement, les symptômes spéciaux exigent d'autres moyens thérapeutiques en rapport avec le traitement et l'on doit surveiller soigneusement chaque cas. Mais le grand principe de la méthode Francisque Crôtte est un et basé sur l'osmose électrique, c'est-à-dire sur la possibilité de décomposer par l'électricité les éléments actifs de certaines substances et de les transporter par le courant électrique.

Ce principe est utilisé dans l'industrie, et, en Allemagne, il sert dans une large mesure pour préserver le bois contre le taret.

Le traitement Francisque Crôtte me paraît être le plus efficace de toutes les médications connues jusqu'à ce jour contre la tuberculose. Bien entendu, il ne peut pas l'impossible et il ne reconstitue pas plus le tissu pulmonaire perdu qu'il ne remplacerait une jambe amputée, mais il arrête l'inflammation spécifique, cela est certain. Le principe électrique de la méthode et les expériences de laboratoire le démontrent surabondamment. Les faits cliniques sont aussi probants.

Je ne relèverai que les cas que j'ai pu observer durant les douze derniers mois; je ne choisirai pas uniquement ceux qui ont été favorables, mais je les prendrai tels qu'ils se présentent sur mes livres.

Sur 53 cas, je relève les résultats suivants :

20 guérisons complètes,
9 guérisons partielles,
11 interruptions de traitement,
7 décès,
2 refus,
4 en ce moment en traitement.
—
53

Abstraction faite des 11 malades qui ont cessé de venir avant la fin du traitement et des 2 qui ne l'ont pas suivi, nous avons, sur les 40 malades restants :

50 0/0 de guérisons complètes ;
32,5 0/0 de guérisons partielles ou d'améliorations :
17,5 0/0 de décès.

Extrait du Rapport du Dr Geisse, de Bonn.

Je n'ai pas l'intention de lire de longues observations cliniques, mais je vais analyser en peu de mots les résultats favorables à la méthode Francisque Crôtte sur les principaux symptômes de la maladie.

D'abord le système nerveux est favorablement influencé d'une manière surprenante : mélancolie, dépression, douleurs fictives et réelles disparaissent d'un seul coup, le malade reprend un nouveau courage pour la vie, les yeux ont un nouvel éclat, la tenue est plus droite, le malade acquiert la conviction de guérir. L'appétit réapparaît immédiatement, de telle façon que souvent après le traitement il y a une sensation de faim irrésistible et qu'il tarde au malade de se trouver à table. Le malade peut *dormir*; sa respiration est plus libre et plus étendue ; sa *circulation* augmente rapidement, son teint est plus frais, sa peau réagit mieux aux impressions extérieures. Ses *ongles* perdent leur couleur cyanotique et reprennent la couleur naturelle. Sa *fièvre* est coupée après les premiers traitements (à l'exception de la fièvre des cavernes qui est beaucoup plus tenace) et ne reparait plus si le malade ne commet pas d'imprudence en prenant froid. La force physique augmente, les malades font de jour en jour des promenades plus prolongées, la montée des escaliers est plus facile, l'excitation de la toux diminue graduellement, même chez les malades dont le larynx est tuberculeux : le nombre des crachats diminue après avoir temporairement beaucoup augmenté à la suite de l'action dissolvante de l'étincelle électrique et de l'action intense des poumons ; le nombre des bacilles diminue lentement, mais graduellement, le poids du corps augmente.

En ce qui concerne les réactions physiques du traitement, il faut constater que les « consolidations » des poumons diminuent et que ceux-ci, dans la plupart des cas, reprennent bientôt toute leur activité. Cette circonstance peut être une source d'erreurs à l'auscultation, en raison de ce que, par la disparition des parties solides, de nouveaux râles se font entendre qu'on ne pouvait percevoir auparavant. Avec la reprise de l'activité respiratoire coïncide l'allègement du cœur.

J'ai la conviction que ce court exposé suffira pour permettre d'apprécier la valeur positive du traitement de Francisque Crötte. On le voit, il ne s'agit pas d'un des nombreux traitements qui surgissent presque journellement pour disparaître aussi vite, mais d'un traitement qui guérit réellement et qui a le plus grand avenir.

Extrait du Rapport du Dr Albert Salivas, de Paris.

Au Congrès International de Médecine tenu à Paris en août dernier, mes honorables confrères, le Dr Bertheau, de Paris, le Dr Ducamp, de Bordeaux, et le Dr F.-T. Labadie, de New-York, firent chacun en leur nom personnel une communication retentissante, où ils arrivaient tous trois à affirmer, avec une égale énergie, que le remède de la tuber-

culose était enfin trouvé. A l'appui de leur solennelle affir-
mation, ils rapportèrent des faits cliniques sur lesquels ils
s'étaient formé à ce sujet une conviction inébranlable.

Le Dr Bertheau exposa que pendant quatre ans il avait,
assisté de Francisque Crôtte, employé la méthode de traitement de ce chercheur aussi modeste que distingué, dans des
centaines et des centaines de cas des plus graves, et que
presque invariablement le succès avait couronné ses
efforts.

Le Dr Ducamp proclama à son tour que cette méthode
lui avait valu, deux ans de suite, de surprenantes guérisons
dans une foule de cas regardés comme absolument
désespérés.

Les dires si catégoriques et les attestations si précises
de mes deux compatriotes furent confirmés, d'une façon écla-
tante, par le Dr F.-T. Labadie, délégué de la Société Médico-
légale de New-York, qui, lui aussi, s'était servi durant plus
d'un an de la méthode Francisque Crôtte et lui devait quantité de cures vraiment extraordinaires.

Voilà donc trois praticiens des plus sérieux, exerçant
leur profession à de grandes distances, dans des régions tout
à fait différentes, les deux premiers sur le vieux Continent,
le troisième dans le Nouveau-Monde, et dont le témoignage
rigoureusement concordant ne laisse aucun doute sur le résultat acquis.

Ce n'est pas tout. Le fait le plus significatif, c'est que
l'Assistance Publique de Paris a adressé officiellement pendant cinq ans plus de deux mille malades à Francisque
Crôtte, qui a prodigué à ces malades des soins absolument
gratuits, tout comme il l'a fait et le fait encore en Allemagne
et en Amérique.

De même, dans les huit dernières années, des malades
ont été envoyés de tous les points du globe à l'auteur de la
méthode, par plus de deux cents médecins, dont les lettres
de remerciements et de félicitations unanimes sont la preuve
la plus concluante de la valeur du traitement.

Enfin, à l'heure actuelle, deux hôpitaux de Washington adoptent la méthode et les machines à transfuser de Francisque Crôtte.

Ne sont-ce pas là des faits considérables et qu'il est impossible de passer sous silence, en ce jour surtout où s'agite exclusivement la navrante question de la tuberculose?

Comme mes confrères Bertheau, Ducamp et F.-T. Labadie, je me suis passionné pour la méthode de traitement qui leur a rendu tant de services. J'ai eu la bonne fortune de pouvoir l'étudier longuement aux cliniques de Paris. J'ai pu la comparer avec les autres méthodes et j'ai pu la juger. Eh bien, je le dis hautement, je le crie de toute la force de mon âme, avec la conscience que je remplis un devoir impérieux en agissant ainsi, cette méthode triomphe rapidement et sûrement de la tuberculose. Toutes les autres, vous le savez comme moi, sont à peu près illusoires, elle seule guérit. Les nombreux cas que j'ai vu traiter ou que j'ai traités en personne dans les cliniques de Paris m'ont mis à même de reconnaître sa merveilleuse efficacité et ont fixé à tout jamais ma religion sur ce point. Depuis, d'ailleurs, le Dr Leffingwell Hatch, de New-York, professeur assistant à l'Université de Pensylvanie, et le Dr W.-P. Geisse, chargé du traitement des malades des hôpitaux de Bonn (Allemagne), ont abouti aux mêmes constatations.

Ici, le Dr Albert Saliras donne la description de la méthode Francisque Crôtte.

Comme on le voit, la guérison de la tuberculose n'est plus un vain mot. Nous sommes six médecins qui disons loyalement, franchement les magnifiques et ininterrompus succès obtenus par nous pendant plus de huit ans. Notre statistique indique 100 pour cent de guérisons au premier degré, 75 pour cent au deuxième, et encore 30 pour cent au troisième. Fort de ce que j'ai vu et de ce que je sais, et appuyé par des cœurs d'élite, j'organise même à l'heure présente, à Paris, une clinique où les déshérités de la santé et de la fortune seront soignés gratuitement sous la surveillance de Francisque Crôtte.

Sont aussi présentement en voie d'installation des sanatoria modèles où sera pratiquée la suralimentation et où l'air des chambres des malades sera nuit et jour filtré, aseptisé par des vapeurs de formaldéhyde et saturé d'ozone pur. Pour ces sanatoria, pas n'est besoin de hautes altitudes ; un pays sain et une bonne exposition suffisent.

Dans ces conditions, ne pas nous écouter, laisser les tuberculeux mourir, par simple apathie ou par dédaigneuse indifférence pour la méthode qui peut les sauver, ne pas introduire cette méthode dans les hôpitaux et les sanatoria, ce serait en quelque sorte criminel.

Je viens donc, au nom des intérêts sacrés des malheureuses victimes du fléau que le Congrès de Londres s'est donné la noble mission de combattre, demander à ce Congrès de vouloir bien nommer une Commission chargée de propager et de vulgariser une méthode dont le passé si court qu'il soit, n'en est pas moins déjà des plus glorieux.

C'est pour ne pas avoir eu connaissance des rapports faits au Congrès de Londres par les Drs Hatch, Geisse et Albert Salivas que le Dr Dupouy se livrait dans la *Libre Parole* du 5 août 1901 aux mélancoliques réflexions suivantes :

« Tout ce qui a été dit au Congrès de Londres, est de l'histoire ancienne, qui n'a pas eu de suite et qui n'en aura pas. Il est regrettable, en effet, qu'un homme indépendant ne soit pas venu affirmer, preuves en main, que ces découvertes n'ont pas donné, jusqu'à ce jour, le moindre résultat au point de vue de la guérison.

« Pour nous, il est insuffisant, en effet, d'entendre le Dr Brouardel proclamer que si la tuberculose est contagieuse, elle est « la plus curable des maladies chroniques », car la démonstration est encore à faire, et la meilleure manière de le faire serait de n'avoir plus à enregistrer, dans le bulletin hebdomadaire des statistiques municipales, la même mortalité par tuberculose qu'il y a trente ou quarante ans.

« Le D\' Koch, plus modeste, s'était contenté de dire que « la tuberculose est curable dans ses débuts, mais qu'on ne peut pas lutter contre elle uniquement à l'aide des sanatoriums ». Toujours préoccupé de l'idée de la contagion, comme les autres, il ajoutait « qu'il est très important de prendre des précautions dans les rapports avec les phtisiques pour l'éviter ». A l'appui de son dire, le médecin allemand a prétendu que les mesures préconisées par le D\' Biggs ont donné des résultats à New-York, mais il n'a pas fourni de preuves ; il a bien cité aussi la législation de la Norvège et de la Saxe, et il est parti de là pour recommander les sanatoria et réclamer la déclaration obligatoire des cas de tuberculose, laquelle « *ne se communique pas, dit-il, de l'homme aux animaux, ni des animaux à l'homme, par l'alimentation.* »

« Je ne relève cette assertion que pour montrer la contradiction considérable qui existe entre les contagionistes allemands et français, — malgré les affirmations de M. Brouardel.............................
....

« En résumé, le Congrès de Londres ne nous a rien appris ; la médecine officielle est restée dans les données vagues de la doctrine pasteurienne, nous montrant la tuberculose comme une maladie qu'on prend par hasard, comme une maladie infectieuse quelconque, principalement quand on est doué d'un tempérament faible, d'un organisme prédisposé à la contagion. Elle a mis toutes ses expériences dans l'hygiène prophylactique et dans les sanatoria.

« Ce qui reste acquis à la médecine clinique peut donc se formuler ainsi :

« 1° La tuberculose peut être curable, quand elle n'a pas franchi le premier degré de son évolution, et notamment quand elle a été acquise par le malade, sous l'influence soit de mauvaises conditions d'hygiène, soit d'une intoxication quelconque, quelquefois de la contagion.

« 2° La tuberculose est très rarement curable, quand elle se manifeste héréditairement, transmise par des facteurs tuberculeux ou usés par une diathèse quelconque : scrofule, syphilis, herpétisme et autres maladies *totius substantiæ*. Mais il est souvent possible, par l'hygiène thérapeutique, d'en amender les effets et d'en retarder plus ou moins la marche fatalement progressive.

« Telle est la vérité clinique, trop évidente malheureusement par le maintien du taux élevé de la mortalité, malgré toutes les promesses des doctrines modernes. »

Le découragement du Dr Dupouy, plus que justifié par l'impuissance de l'Ecole officielle, n'a pas, en réalité, de raison d'être en présence de l'introduction dans la thérapeutique de la méthode Francisque Crôtte. Bien certainement, en effet, le chroniqueur scientifique de la *Libre Parole* n'aurait pas tenu le même langage si le Congrès de Londres avait été un Congrès largement ouvert à tous les chercheurs, quels qu'ils fussent, et non pas une Assemblée destinée exclusivement, comme, hélas! toutes les Assemblées de ce genre, à mettre une fois de plus en évidence les Sommités médicales de tous les pays.

De beaux discours y ont été prononcés ; les réceptions y ont été bien ordonnées et des plus brillantes ; on y a échangé de nombreuses poignées de mains ; on y a beaucoup banqueté et beaucoup bu de vin de Champagne... et cela a été tout, rien de sérieux n'en est sorti.

Dans ces conditions, comment voulez-vous que trois praticiens sérieux qui venaient affirmer la guérison de plus de 3.000 malades par la méthode Francisque Crôtte eussent quelque chance d'être écoutés ? Les congressistes avaient bien autre chose à faire que d'entendre les rapports de ces importuns... et la tuberculose sévit toujours.

Depuis la clôture du Congrès de Londres, il a été créé à Paris, 9, rue de Turin, un Institut pour la cure de la tuberculose par la méthode Francisque Crôtte, et quatre mois et demi après le jour de l'inauguration de cet établissement, c'est-à-dire à la fin de décembre 1901, les docteurs qui ont assumé la tâche de soigner les nombreux malades qui s'y présentent, publiaient un compte-rendu sur les superbes résultats déjà acquis par eux. Nous croyons de notre devoir de reproduire ici ce travail *in extenso*.

Dans mon rapport au Congrès de la tuberculose tenu à Londres en juillet dernier — c'est le Dr Albert Salivas qui parle, tant en son nom qu'au nom de ses confrères de l'Institut — je déclarais, à propos de la méthode de traitement Francisque Crôtte, qu'un certain nombre de mes confrères et moi, nous allions créer à Paris un établissement où cette méthode devait être appliquée sur une vaste échelle et avec l'assistance même de son auteur.

La fondation que j'annonçais là se trouvait complète trois semaines plus tard, et le 16 août, s'ouvrait l'Institut Crôtte, 9, rue de Turin.

Depuis cette date, par conséquent juste après quatre mois et demi, 1.200 tuberculeux environ sont venus nous demander le rétablissement de leur santé.

Ces 1.200 tuberculeux ont tous été reconnus tels sur un examen clinique confirmé dans chaque cas par une analyse bactériologique du Dr Barterin. Parmi eux, une quarantaine au plus n'étaient atteints qu'au premier degré, alors que tous les autres l'étaient au deuxième et au troisième, et que près de 200 même présentaient l'aspect de vrais moribonds. Cela d'ailleurs n'a rien qui doive nous surprendre. En effet, comme, d'une part, la maladie passe souvent inaperçue au premier degré ou qu'on espère qu'à ce degré les moyens ordinaires en triompheront, et comme, d'autre part, les médecins sont encore en immense majorité très sceptiques sur la valeur d'une méthode qui va directement contre l'idée fausse qu'ils se sont faite que la tuberculose est incurable, nous ne pouvions guère avoir au début que les malheureux considérés comme désespérés et abandonnés à leur triste sort.

Qu'on rapproche de cette circonstance le fait que nos malades ne sont pas hospitalisés et que, pour suivre le traitement, ils sont obligés de venir trois ou quatre fois par semaine à l'Institut, par n'importe quel temps et souvent de fort loin; qu'on n'oublie pas non plus que l'époque de l'année où nous sommes est la plus meurtrière pour les phtisiques, et il saute aux yeux que nous inaugurions notre Institut dans des conditions absolument défavorables, qui pouvaient compromettre la brillante moyenne de nos statistiques passées. Nous ne nous faisions là-dessus aucune illusion, car nous n'avons pas plus la prétention de modifier la constitution automnale que de reconstituer un parenchyme pulmonaire détruit en totalité ou en partie. C'est pourquoi, si nous n'avions consulté que le souci égoïste de nos conve-

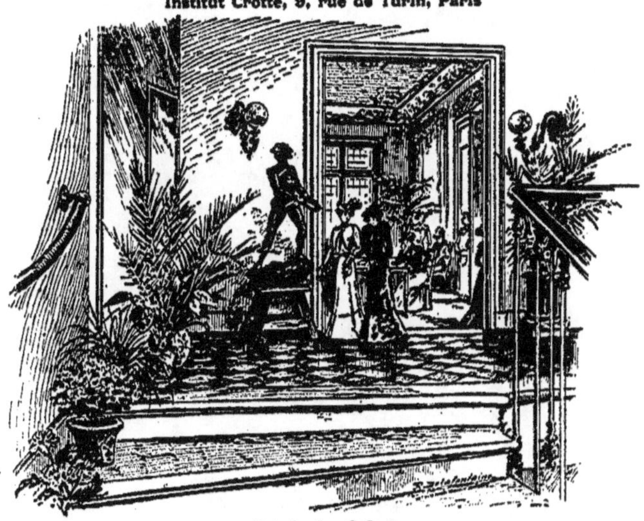

Entrée des Salons

nances personnelles, nous serions restés sourds aux supplications de la moitié des malades et nous n'aurions pas tenté presque l'impossible; mais les sentiments d'humanité ont dominé chez nous toute autre préoccupation. Et pourtant, en dépit de tout, les magnifiques résultats obtenus jusqu'ici ont déjà largement récompensé nos courageux efforts.

Mon rapport au Congrès de Londres portait que 2.000 malades de l'Assistance publique avaient été soumis au traitement Francisque Crôtte de 1895 à 1898. Ce chiffre a pu paraître élevé à quelques personnes; il est cependant bien au-dessous de la vérité. Effectivement, ce n'est pas le chiffre de 2.000 qui aurait dû être écrit, mais le chiffre de 3.000 et quelques, ainsi que me le faisait observer mon excellent et distingué confrère, le Dr Bertheau, qui a, pendant quatre ans, prodigué à ces malades les soins les plus intelligents et les plus dévoués.

Du reste, depuis le 16 août dernier, près de 400 malades nous ont été à nouveau adressés par les Mairies de Paris ou des environs et par l'Assistance publique, pour être traités gratuitement à notre Institut.

Des 1.200 malades que nous avons reçus, 250 environ n'ont pas suivi le traitement, parce que nous avons dû les renvoyer à plus tard faute de place pour les recevoir. Et à ce propos, je le proclame hautement, parmi les malades que nous avons ainsi ajournés, il n'y a pas eu un seul indigent. Tous les malades porteurs de certificats des mairies ou de l'Assistance publique, tous ces malades sans exception ont été pris au fur et à mesure qu'ils se sont présentés, et leur chiffre s'est élevé à près de 400, dont plus de deux cents sont encore en traitement.

Sur les 850 malades qui ont été soumis aux transfusions édicamenteuses, 450 sont venus rue de Turin pendant trois mois pleins, tandis que les 400 autres n'y sont encore venus que durant un temps variant de un à deux mois.

Dès les premières transfusions, tous les malades ont accusé les changements suivants :

Diminution de la fièvre vespérale et disparition des sueurs nocturnes.

Récupération du sommeil.

Recouvrement de l'appétit.

Relèvement des forces.

Augmentation du poids.

En ce qui concerne spécialement les 450 malades qui ont suivi le traitement pendant plus de trois mois, ils ont, à la presque unanimité, vu leur poids notablement accru (l'élévation constatée oscille entre 3 kilog. et 15 kilog.), et pour nombre d'entre eux des analyses bactériologiques répétées sont allées en donnant des chiffres décroissants de bacilles de Koch, depuis 6/6 jusqu'à zéro, d'où la preuve certaine, indiscutable, de la cure absolue de la tuberculose.

Sur ces 450 malades, 100 environ sont partis tout à fait guéris, et plus de 200 nous ont quittés pour reprendre leurs occupations, se regardant comme guéris. Guéris absolument, ces derniers ne le sont pas; mais il est à présumer, tant leur état s'est amélioré, que les trois quarts d'entre eux achèveront de guérir naturellement. C'est du moins ce que nous pourrons inférer de nos statistiques antérieures. Pour quelques-uns de nos malades, il est vrai, le traitement a été impuissant à enrayer la marche de l'affection; mais ces malades étaient arrivés aux jours ultimes de la période cachectique, à ce moment où la désorganisation du parenchyme pulmonaire est si avancée, si profonde et si étendue que rien ne saurait y remédier.

Pour les trois cents malades qui ne viennent rue de Turin que depuis moins de deux mois, nul doute, à en juger par les bons effets déjà acquis, qu'ils n'accusent avant peu des résultats aussi satisfaisants que ceux qui les avaient précédés, résultats se traduisant par ces chiffres si pleins d'éloquence :

Au 1er degré, guérisons...................... 100 0/0

Au 2e degré, guérisons...................... 75 0/0

Au 3e degré, guérisons...................... 30 0/0

Soit en bloc une moyenne de guérisons d'environ 70 0/0.

Je ne puis pas relater ici les observations, prises par le Dr Bertheau ou par moi, de tous les malades guéris, ce serait trop long et un peu fastidieux; — mais il en est quelques-unes de typiques que je crois indispensable de résumer brièvement.

Voir plus bas, pour les faits cliniques relatés.

Ces observations sont concluantes au premier chef, et elles suffisent à elles seules pour établir la haute valeur de la méthode de traitement Francisque Crotte. Elles ne constituent pourtant qu'un faible chiffre dans l'ensemble de nos remarquables résultats du 16 août dernier à ce jour. Ces résultats, d'ailleurs, ne sont que les fruits naturels d'une méthode absolument scientifique et qui repose tout à la fois sur le fécond vitalisme de l'immortel Hippocrate et sur les belles découvertes de notre illustre Pasteur.

La conclusion de tout ce qui précède est que l'aération, la suralimentation et le repos préconisés actuellement comme les seuls moyens efficaces à opposer à la tuberculose sont, la plupart du temps, impuissants à guérir la maladie, et que, dans tous les cas, leur action est extrêmement lente. La méthode Francisque Crotte, au contraire, surtout si elle est renforcée des trois facteurs précédents, réalise à la perfection le vœu de Celse (*tuto, cito et jucunde*), car elle opère sans nuire ou répugner en rien aux malades, sûrement et rapidement.

Par conséquent, dès que la tuberculose est déclarée ou dès qu'on est seulement en droit de la soupçonner, ce qu'il y a de mieux à faire, la seule chose même qu'il y ait à faire, c'est de soumettre le sujet au traitement Francisque Crotte. Et, à ce propos, se pose naturellement la question du diagnostic de la tuberculose.

Comment établir ce diagnostic? Cela est, dans bien des cas, extrêmement difficile, et il faut une grande habitude pour ne pas se tromper.

Nombre de tuberculeux se distinguent par une petite toux sèche qui les tourmente à tout instant; ils sont assez amaigris, quelquefois grands et secs, quelquefois petits et malingres. D'autres ne paraissent nullement être atteints; on ne peut s'apercevoir que la nuit de leur mal. Ils se réveillent avec des quintes de toux et des accès de suffocation qui les obligent à cracher; ils ont ainsi deux ou trois crises, puis ils se rendorment pour se lever le matin frais et dispos et continuer leurs travaux comme si rien n'était. Certains sont calmes toute la nuit et ne toussent qu'à l'heure normale du réveil, moment où ils ont une crise d'un quart d'heure ou d'une demi-heure. Lorsqu'ils ont fait disparaître la cause de cette crise par l'expectoration, ils sont de nouveau tranquilles. Le mal fait ainsi son œuvre lentement, mais sûrement. Le plus grand danger que puisse présenter la tuberculose est donc de n'être pas assez franche au début pour solliciter l'attention du malade et l'inciter à se soigner.

Parmi les tuberculeux, les plus faciles à reconnaître sont ceux qui ont le facies amaigri, pâle, les yeux brillants et enfoncés, fiévreux, les pommettes rouges et la respiration saccadée, les oreilles en forme d'éventail, séparées du crâne, les ongles spatulés, jaunâtres et violacés, surtout lorsqu'il fait froid. Hippocrate a été le premier à diagnostiquer la tuberculose par les spatules des ongles, d'où le nom d'*ongles hippocratiques*.

Les tuberculeux ont presque toujours le dos voûté; ils se tiennent courbés, n'osant se redresser de peur de se fatiguer et de provoquer la toux qui, à chaque

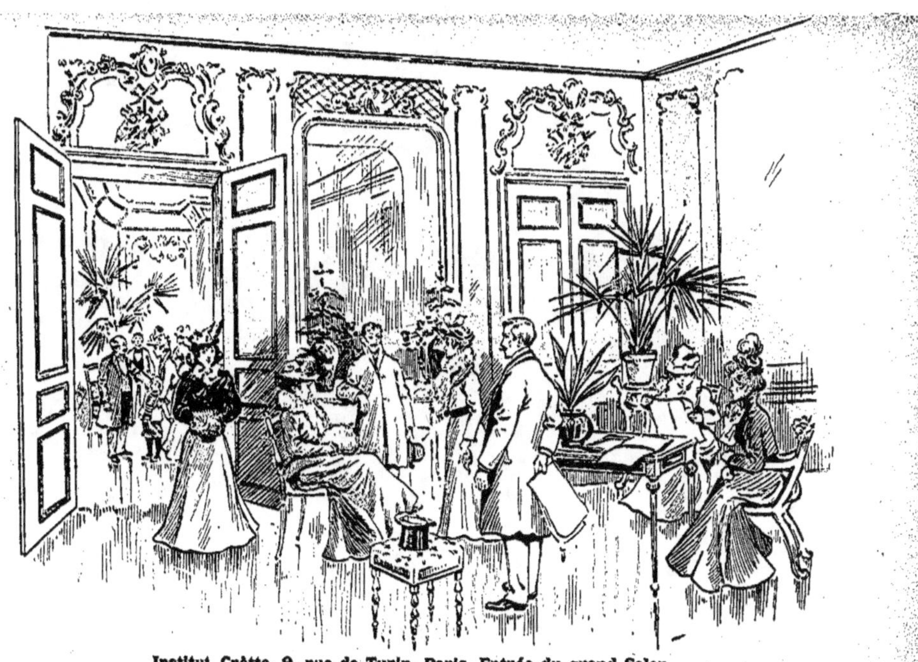

Institut Crôtte, 9, rue de Turin, Paris. Entrée du grand Salon

quinte, les brise. Quand la fièvre est tombée, leur visage est toujours d'une pâleur livide, leur nez pincé, leur haleine fétide, et, ne l'oublions pas, très dangereuse pour les personnes de leur entourage.

La tuberculose ne siège pas seulement dans les poumons ; peuvent en être atteints tous les organes sans exception : cerveau, méninges, yeux, nez, gorge, estomac, cœur, foie, rate, intestins, péritoine, os, peau. Dans les statistiques de mortalité, on lit : méningite tuberculeuse, laryngite tuberculeuse, phtisie, péritonite tuberculeuse, arthrite tuberculeuse, lupus, etc., etc.

Pour le diagnostic d'une tuberculose nettement déclarée, un sérieux examen clinique du sujet suffit le plus souvent. Néanmoins, depuis quelques années, on complète d'habitude cet examen clinique, dans le cas de tuberculose pulmonaire, par l'analyse bactériologique des expectorations du malade. Beaucoup de médecins même ne se croiraient pas sûrs de leur diagnostic s'ils ne procédaient pas à cette analyse. Voyons, par conséquent, qu'elle est sa valeur exacte.

Bien que, d'après les théories exagérées du jour, dire « Bacilles de Koch » revienne à dire « Tuberculose », nous ne saurions assez insister sur ce fait qu'on peut être tuberculeux sans avoir des bacilles de Koch, ou, réciproquement, avoir des bacilles de Koch sans être tuberculeux. Ainsi les bacilles font défaut chez les sujets affectés de tuberculose intéressant des organes à l'abri de l'action de l'air, par exemple de tumeurs blanches sans suppuration à l'extérieur. Ainsi encore, l'analyse bactériologique des expectorations ne révèle pas la présence de bacilles chez nombre de malades atteints notoirement de tuberculose pulmonaire, alors qu'elle se révèle chez des gens absolument indemnes de cette maladie (1).

« On donne, par conséquent, comme le faisait remarquer avec beaucoup de raison le Dr Berthod, au Congrès d'Assistance familiale tenu à Paris le 27 octobre 1901, on donne au bacille une trop grande importance et l'on relègue trop au second plan la question du terrain où se développe le bacille. Le bacille est un élément secondaire dans l'étiologie de la tuberculose; tout le monde en absorbe à Paris, et le nombre des tuberculeux, bien que très important, est limité. Les véritables causes de la tuberculose sont : la misère, l'alcoolisme, la mauvaise installation hygiénique des logements, des ateliers et des usines (2). »

En d'autres termes, le bacille de Koch n'est le plus souvent qu'un effet de la tuberculose; il n'en devient la cause génératrice que par accident, lorsque, apporté du dehors, il rencontre un terrain propre où il puisse se développer et qui, même si le bacille ne l'eût pas envahi, serait probablement devenu de lui-même tuberculeux.

C'est là une vérité absolue, établie par des milliers et des milliers d'observations cliniques et de nature à nous préserver du découragement où nous conduirait une foi aveugle aux assertions par trop tranchantes des bactériologistes intransigeants.

---

(1) Qu'on se rappelle, à ce sujet, les expériences de feu le Professeur Strauss, qui trouva des bacilles de Koch dans la bouche de la presque totalité des élèves très bien portants attachés à son service, et qu'on rapproche de ces expériences les centaines de cas où le Dr Middendorf a constaté que les tubercules ne renfermaient pas un seul de ces bacilles et qu'il n'en existait que sur les surfaces exposées au contact de l'air.

(2) *Bulletin officiel du Syndicat des Médecins de la Seine*, n° 30, 15 décembre 1901.

Pour reconnaître, par l'examen des expectorations, si un sujet souffre réellement de tuberculose pulmonaire, il y a quelque chose de plus sûr que leur contamination par les bacilles de Koch, c'est leur acidité. Cette acidité ne manque jamais, ainsi que l'a démontré le chimiste Bruchat, quand la tuberculose est avérée.

Maintenant, comment faire le diagnostic précoce du terrain de prédisposition à la tuberculose pulmonaire ? Voilà un sujet qui ne présente aucun signe net de l'affection et dont la santé générale laisse cependant beaucoup à désirer. Il perd ses forces, mange peu, digère mal. On le suppose anémique, mais les ferrugineux et les reconstituants sont sans action sur lui. De quelle manière s'assurer, surtout à défaut d'antécédents héréditaires ou personnels, si la tuberculose ne le guette pas ? Le Dr Téteau résout cette question d'une façon simple et pratique.

« Si, dit-il, la température moyenne de l'espèce humaine est de 37°, cette température est variable pour chaque individu et oscille, suivant les gens, entre 36° et 38°.

« La température du corps étant, en somme, la manifestation physique et palpable des réactions organiques, chimiques et vitales qui se passent en nous, elle présentera des différences suivant que ces phénomènes seront plus ou moins actifs.

« La température moyenne d'un individu s'obtient en prenant le matin à 7 heures, et le soir à 5 heures, pendant 10 à 15 jours environ, la température axillaire, à condition que le sujet en observation ne modifie en rien son genre de vie ni ses habitudes ; en un mot, cette température doit être prise incognito. On divise le total de toutes ces températures par la quantité de fois que l'on a mis le thermomètre, et le quotient donne le chiffre cherché.

« L'ensemble des résultats que nous avons obtenus, nous a amenés à considérer trois cas pouvant se présenter :

« 1º Celui où les combustions internes sont trop actives : température moyenne de 37º 5 et au-dessus, sans dépasser 38º ;

« 2º Celui où elles sont normales : température moyenne variant de 37º à 37º 5 ;

« 3º Celui enfin où elles sont ralenties : température moyenne au-dessous de 37º.

« Après une longue et patiente étude, l'expérience nous a appris à reconnaître quels étaient les tempéraments qui se rangeaient dans l'une ou l'autre de ces trois classes et nous en avons tiré trois lots, à savoir :

« 1º Tout individu dont la température moyenne est supérieure à 37º 5, est un prédisposé à la consomption ;

« 2º Tout individu dont la température est de 37º à 37º 5 est un sujet à échanges organiques normaux ;

« 3º Tout individu dont la température moyenne est inférieure à 37º est un arthritique, un herpétique ou un scrofuleux.

« En résumé, s'il existe d'une façon générale, au point de vue clinique, des maladies par ralentissement de la nutrition chez les sujets à température moyenne au-dessous de 37º, il en existe une inverse chez ceux dont la température moyenne est au-dessus de 37º 5 : c'est la consomption. Il y a des gens qui ne brûlent pas assez, d'autres qui brûlent trop.

. . . .
. . . .
. . . .

Cabinet d'Auscultation, 9, rue de Turin, à Paris

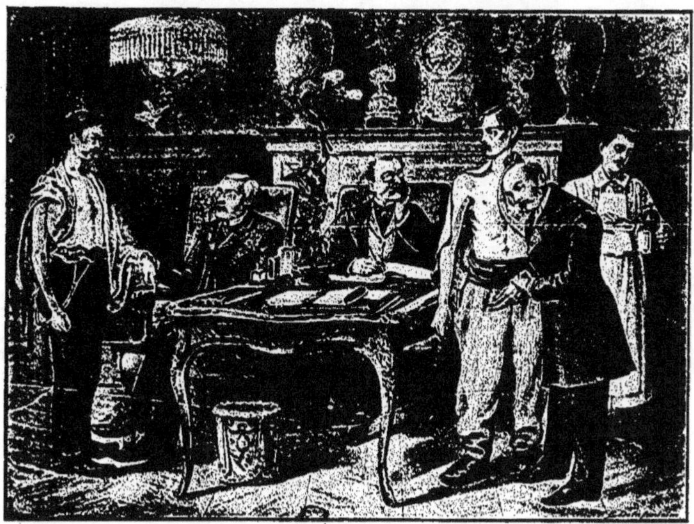

Dr SALIVAS   Dr BERTHEAU   FRANCISQUE CRÔTTE

« Or, sur les nombreuses personnes de tout âge et de tout sexe que nous avons soumises à nos examens, nous avons remarqué que celles qui contractaient le plus facilement la tuberculose pulmonaire étaient précisément celles dont la température moyenne était supérieure à 37° 5. Cette règle est tellement vraie que nous ne craignons pas de dire que les 4/5 ont contracté la tuberculose dans un délai variant de 6 mois à un an. Pour celles dont la température était inférieure à 37° 5, la prédisposition à contracter la maladie était d'autant plus grande que cette température tendait à s'en rapprocher davantage.

. . . .

. . . .

. . . .

« De là cette fréquence de l'invasion tuberculeuse à l'âge de la puberté, dans l'adolescence et la jeunesse, au moment où les fonctions de la vie sont les plus actives; à cet âge, où chacun fait, pour ainsi dire, un pas en avant pour passer dans la classe supérieure des températures où son hérédité et son tempérament l'avaient fait classer.

« De là les phtisies aiguës chez les individus à température moyenne, supérieure à 37°5. De là cette phtisie fibreuse, ou plutôt cette simple tuberculose pulmonaire, chez les gens à température moyenne, inférieure à 37°; cette tuberculose des arthritiques et des scrofuleux, qui laisse les malades résister si longtemps, tant que leur température se maintient dans la règle de la loi dont leur tempérament fait partie.

« De là ces températures élevées que présentent les phtisies aiguës, chez lesquelles les réactions organiques sont poussées au maximum : car cette fièvre de la phtisie n'est pas due, du moins dans sa totalité, à l'action du microbe, mais elle est due à un phénomène vital, à une réaction du terrain : la preuve, c'est qu'à côté de ces cas il en est d'autres où l'élévation de la température au-dessus de la normale est à peu près nulle. Inutile de chercher la différence dans le plus ou moins d'activité du germe : le germe est le même, la réaction du terrain seule est différente.

« De là l'explication de la raison pour laquelle les phtisiques sont si sensibles à l'action du froid et des rigueurs de l'hiver; c'est que, pour que leurs réactions organiques s'accommodent à une diminution de la température ambiante, ils sont obligés de brûler davantage, emportés qu'ils sont par la suractivité de leurs échanges intimes; c'est pourquoi ils meurent souvent l'hiver, aux gelées blanches.

« De là l'explication de ces phénomènes bizarres : ne voit-on pas, autant en ville qu'en campagne, de ces phtisies à marche lente chez des individus vivant dans les conditions hygiéniques les plus mauvaises, dans un taudis sans air, où le soleil ne pénètre souvent que par l'étroite ouverture d'une fenêtre constamment fermée, ne sortant jamais, respirant un air méphitique au milieu de la décomposition de leurs crachats répandus partout. Le malheureux vit là, pendant des mois, attendant en vain une mort qui se fait attendre : c'est que, dans cette retraite, il diminue par son inaction l'activité de ses combustions; il économise ses réserves; pendant que dans la classe riche on voit des phtisiques qui, malgré tous les soins, tout le confort hygiénique possible, tous les traitements plus ou moins bizarres auxquels on les soumet, meurent en moins de temps que les autres. N'est-ce pas cette vue qui a rendu tant de médecins sceptiques, qui a fait naître cette théorie de ne rien faire quand on se trouve en présence d'un tuberculeux, qui, en somme, nous décourage, dis-je, autant et même plus que le malade?

. . . .

. . . .

. . . .

« Les considérations précédentes nous donnent le moyen presque infaillible de faire le diagnostic précoce du terrain de prédisposition à la tuberculose pulmonaire. Ce moyen consiste uniquement à prendre la température moyenne : si elle est inférieure à 37°, soyez sans crainte, c'est une anémie de croissance par défaut de réactions organiques ; si cette température est de 37°, soyez prudents, observez quelques semaines ; mais si elle est supérieure à 37°5, c'est une anémie par combustions trop vives et le pauvre enfant est déjà phtisique, en attendant que le germe de la tuberculose ne vienne lui donner le dernier coup (1). »

Comme nous l'avons déjà dit, la méthode Francisque Crotte est basée sur la transfusion ou le transport des médicaments et des antiseptiques à travers la peau et les os par l'électricité statique à haute et à moyenne tension. Ce transport est opéré par une puissante machine statique dont les effluves et les étincelles passent à travers le corps du malade sans le moindre danger et sans douleur, en entraînant avec elles les antiseptiques, tels que le formaldéhyde, l'iode

---

(1) Communication à l'Académie de Médecine de Paris, dans la séance du 23 avril 1901. Présentée et lue au nom de l'auteur à la Société de Thérapeutique de Paris, dans la séance du 8 mai 1901, par M. le Dr Albert Robin, membre de l'Académie de Médecine.

naissant, etc., qui sont les antiseptiques principaux employés dans le traitement. La métallothérapie vient aussi apporter son contingent médical : l'or, l'argent, le fer, l'antimoine, le cuivre électrolytique, etc., sont pareillement transportés.

LES DOIGTS HIPPOCRATIQUES

Nous présentons ici une observation très intéressante et unique pour la tuberculose, observation du diagnostic par les ongles spatulés, autrement dit les doigts hippocratiques.

Depuis le grand Hippocrate, aucun docteur n'a communiqué ou observé d'une façon précise les doigts et ongles des tuberculeux ; il y aurait là de quoi faire un volume entier, tant est varié le diagnostic qu'on peut faire d'après les ongles des malades. C'est à force de temps et de patience que je suis parvenu, au bout de vingt-cinq années, à conclure sur les milliers de cas traités.

Beaucoup de docteurs affirment que les doigts spatulés ne sont pas un signe ou une loi absolue confirmant la présence de la tuberculose. Quant à moi j'affirme que les doigts spatulés dans la forme décrite par Hippocrate sont toujours des indices de tuberculose. Si des docteurs prétendent le contraire, c'est qu'au moment où ils examinent leur malade, les poumons, qui avaient été atteints de lésions dangereuses se sont modifiés, voire même cicatrisés, et qu'au moment précis de l'auscultation rien ne révèle plus la maladie qui a disparu, souvent grâce à la nature robuste et vigoureuse du malade qui en a triomphé. A ce moment, le docteur ne percevant plus au poumon qu'une respiration normale, et remarquant néanmoins les doigts spatulés de son client, ne manque pas de s'écrier : encore une erreur, voilà des doigts hippocratiques, et le sujet à les poumons sains.

Non, docteur, ce n'est pas une preuve que votre malade est indemne de tuberculose, il est provisoirement guéri, voilà tout. Le feu qui le consumait a laissé des traces, il est éteint, voilà tout. De même l'orage qui fait grossir les cours d'eau renverse les maisons et déracine les arbres ; lorsque la tempête est finie, le calme revenu, il serait impossible d'y croire si les traces éloquentes des dégats ne confirmaient la vérité. Il en est de même pour toutes les maladies : la fièvre typhoïde, par exemple, laisse après elle nombre de désastres : la chute des cheveux, l'ébranlement cérébral, même la tuberculose.

Les doigts hippocratiques ou spatulés sont une preuve certaine de la présence de la tuberculose : soit qu'elle n'ait pas encore évoluée, soit que la poussée soit éteinte. Observez votre malade, suivez-le, et vous pouvez être convaincu qu'aux changemements de saisons apparaîtront des poussées tuberculeuses.

Le cas est moins général pour la tuberculose osseuse, tumeur blanche, arthrite, ulcère, etc., mais quand la tuberculose s'est manifestée par la phtisie, galopante ou latente, et si les doigts sont hippocratique, on peut conclure à la tuberculose, même le plus souvent héréditaire, à un état permanent, alors même

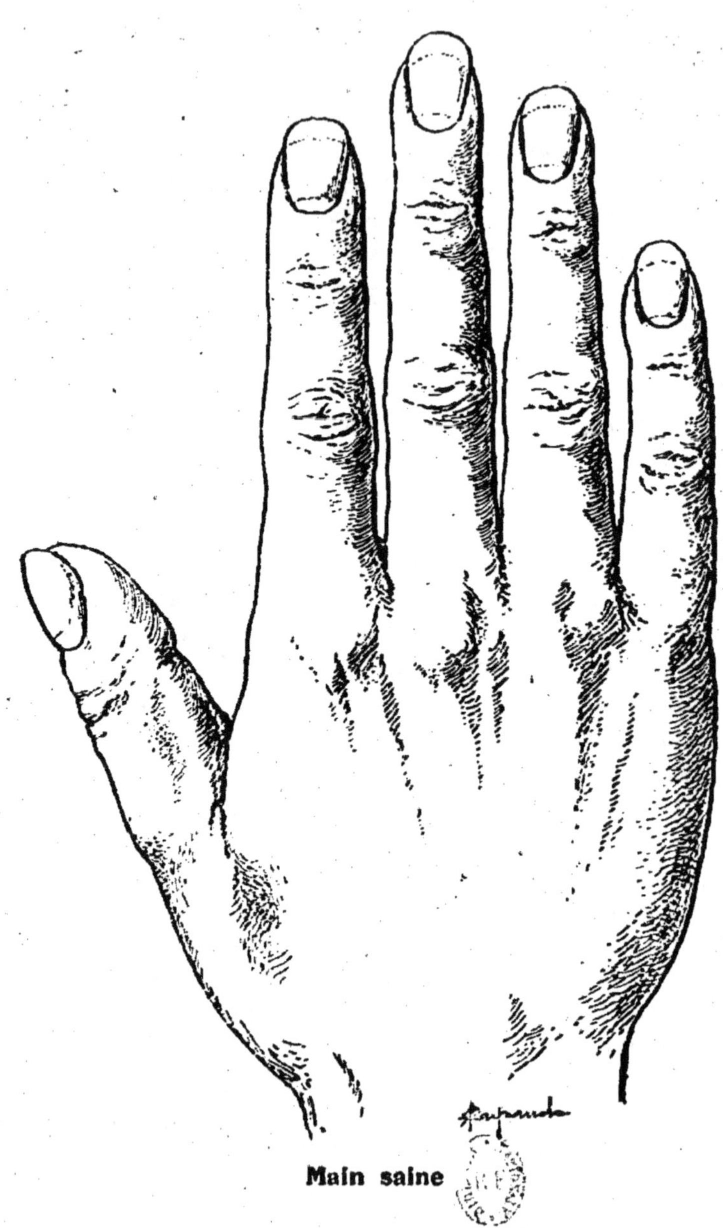

Main saine

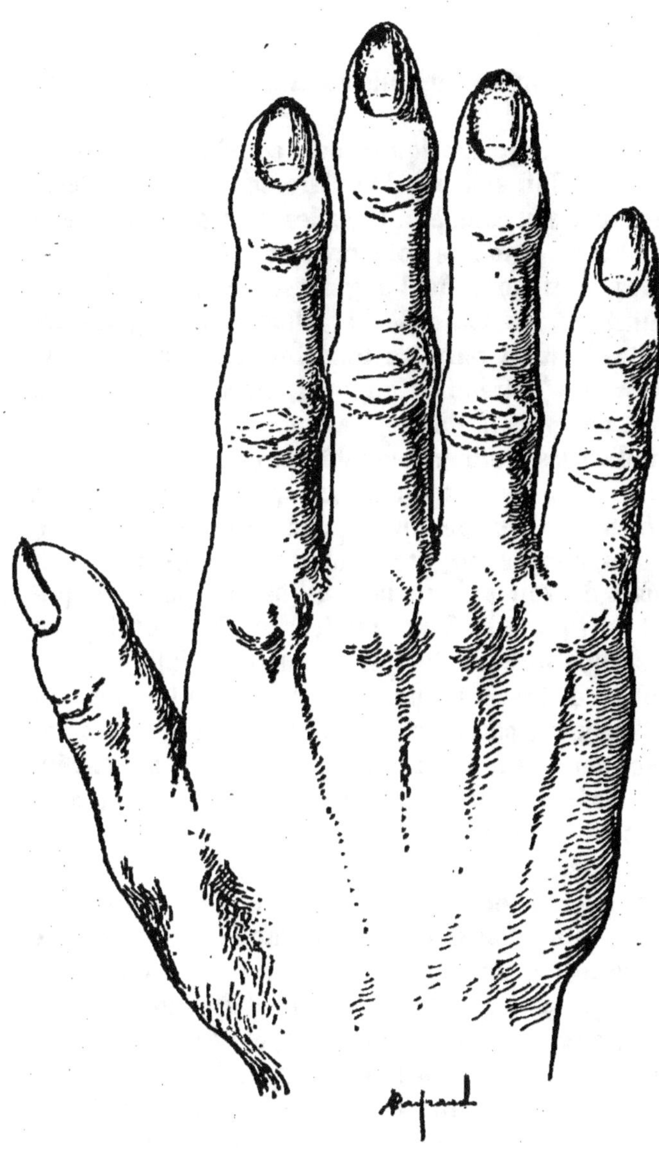

Main complète avec doigts hippocratiques

que le poumon ne manifeste aucun symptôme de
lésion.

Les doigts hippocratiques sont, comme je le disais,
variés à l'infini, soit par leur grosseur, soit par leurs
formes rondes et bombées. Chez les tuberculeux héréditaires, les deux mains sont presque toujours .caracté-
ristiques, la nuance de l'ongle est violacée, bleutée,
très luisante, la main sèche, allongée, les jointures
saillantes laissant paraître tous les métacarpes. A la
grosseur des extrémités on peut, avec de l'habitude,
savoir à peu près la date où a commencé la maladie,
c'est-à-dire les premiers symptômes jusqu'à l'évolution
complète; on peut se rendre compte si le début a été
une pleurésie ou pneumonie, fluxion de poitrine,
bronchite, congestion, etc., etc. Je puis affirmer qu'il
est facile de voir si le malade est sujet à des hémoptisies et surtout si la fièvre est tenace, forte ou légère.

Il est bien difficile de donner une description exacte
de toutes ces observations faites dans mes longues années d'examen, parce qu'il faudrait avoir le sujet devant soi pour se faire bien comprendre : comment indiquer les différentes nuances des ongles, toujours
violacés, mais dont les formes varient à l'infini, arron-
dies ou allongées, bombées aux extrémités et empri-
sonnant la chair et les os. C'est toute une gamme pour
faire l'investigation des poumons sans avoir besoin de
les ausculter, mais pour en distinguer les nuances il
faut une grande pratique et le désir d'apprendre.

Chez les tuberculeux contaminés, c'est à dire atteints
accidentellement à la suite de grippe, influenza, etc.,
les deux mains sont rarement prises ensemble. Si le
mal a débuté par une bronchite à droite, vous le savez
en voyant le pouce et principalement l'index droit et le

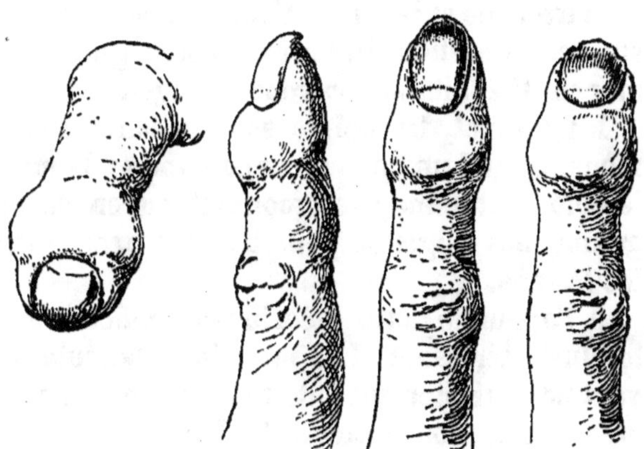

Variation de doigts hippocratiques photographiés
à l'Institut Crotte

majeur spatulés. Si, au contraire, c'est une pleurésie, vous observerez l'annulaire et l'auriculaire beaucoup plus bombés que les autres doigts. Quelquefois même dans les cas de fluxion de poitrine vous ne trouverez, à la main droite ou à la main gauche, du côté atteint, qu'un seul doigt hippocratique. Le docteur Dagincourt m'a avoué qu'il avait reconnu le bien fondé de mes observations, et il en a été très surpris et vivement impressionné. Il m'a affirmé que pour la science il y avait là un intérêt immense, parce que personne n'avait encore traité ce sujet si captivant. Je prépare un ouvrage sur cette question, qui sera accompagné de clichés démonstratifs faits aux rayons Roetgen.

En un mot, les doigts sont le baromètre des poumons. Quand un poumon se contamine, la main indique le côté contaminé : en montant ou en descendant la gamme des doigts on pourra savoir exactement où sont les lésions.

A l'appui de notre théorie nous concluons par le fait le plus intéressant. Les malades tuberculeux qui suivent notre traitement ont été scrupuleusement observés, et, — tous nos docteurs le déclarent, — nous avons constaté qu'au fur et à mesure de l'amélioration ou la guérison se produit, les doigts spatulés hippocratiques reprennent leur forme normale. C'est, avec la disparition des bacilles, un signe certain de la disparition de la tuberculose.

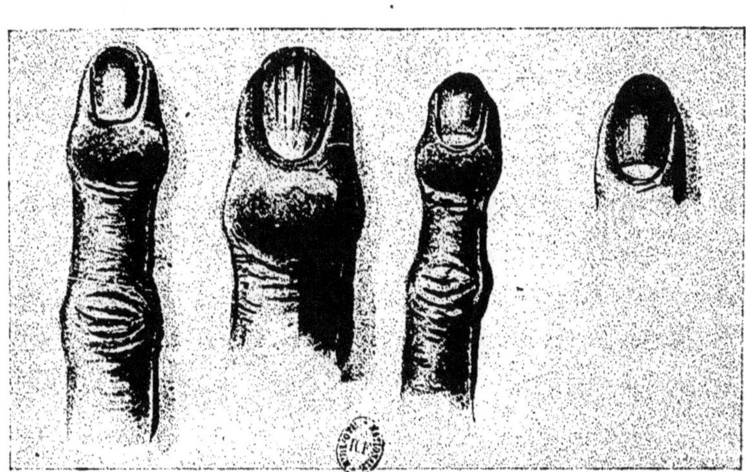

Doigts spatulés de tuberculeux héréditaires, 3ᵉ degré, photographiés à l'Institut Crôtte.

Modèle de la feuille d'examen clinique en usage a l'Institut Crôtte
Première partie : DIAGNOSTIC

INSTITUT F. CRÔTTE

9, Rue de Turin, PARIS

EXAMEN CLINIQUE

N° ▥▥▥▥   Le ....   190 ...

M ....

âge : .... sexe ....

Antécédents familiaux (hérédité) : ....

....

Antécédents personnels : ....

Débuts et marche de la maladie : ....

....

....

ÉTAT DU MALADE LORS DE LA PREMIÈRE CONSULTATION

Aspect : ....

Système nerveux : ....

Respiration : ....

....

Nombre de respirations ▥▥▥▥

Circulation : ....

Pouls...................... ▥▥▥▥

Température............ ▥▥▥▥

Appétit : ....

Digestion : ....

Garde-Robes : ....

Organes génito-urinaires : ....

Sommeil : ....

Transpiration : ....

Toux : ....

Crachats : ....

Modèle de la feuille d'examen clinique en usage à L'Institut Crôtte

Deuxième partie : DIAGNOSTIC ET TRAITEMENT

Hémoptysie :

Inspection :

Mensuration :

Poids :

Palpation :

Percussion :

Auscultation :

Fonctions diverses :

Diagnostic :

Traitement et Modifications consécutives :

Modèle de la feuille d'examen clinique en usage à l'Institut Crôtte

Troisième partie : État des poumons,

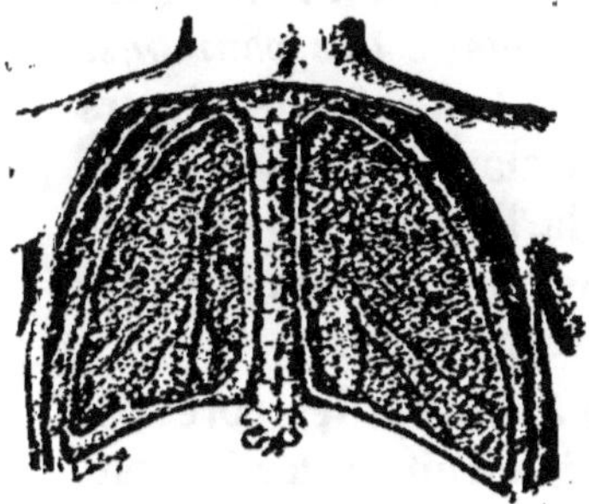 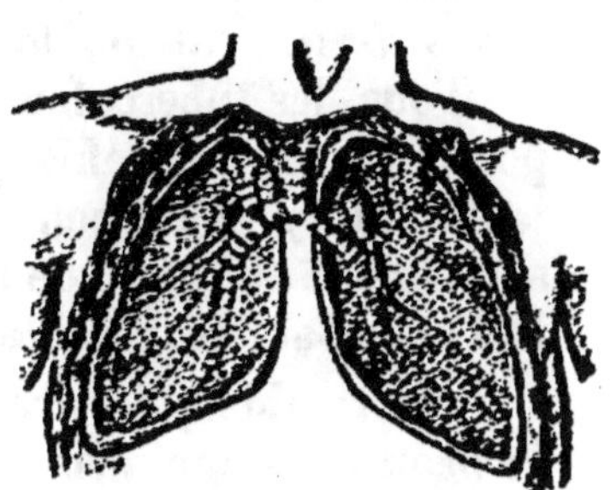

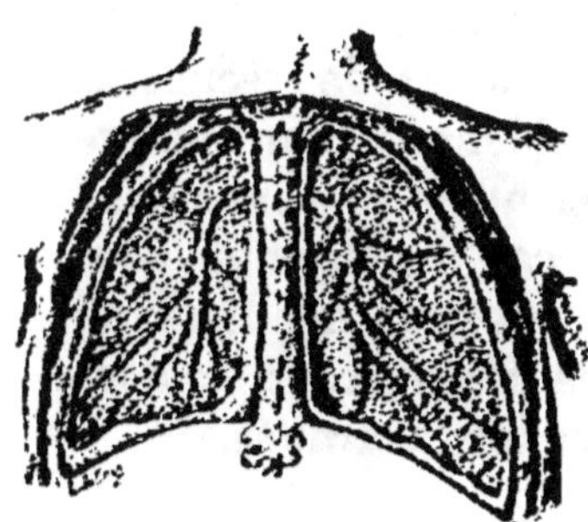 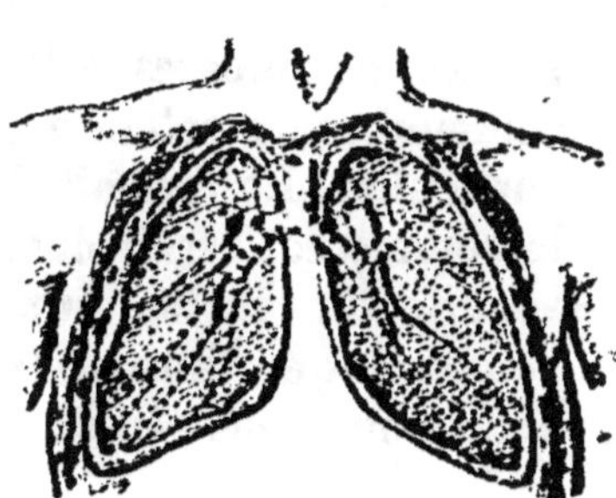

Le traitement par la méthode Francisque Crôtte se résume en quatre opérations :

PREMIÈRE OPÉRATION. — *Désinfection à travers les pores de la peau de la partie malade des poumons.* — Tous les tuberculeux ont l'haleine fétide. Leurs poumons sont envahis par des matières muco-purulentes qui y séjournent, et de là l'infection, l'empoisonnement du sujet, de son sang, de tout son être ; de là l'odeur si désagréable de sa respiration.

Le formaldéhyde, transporté à travers les pores de la peau au siège même du mal, détruit toutes les matières en fermentation, arrête rapidement la putréfaction, enlève à l'haleine sa fétidité, en un mot désinfecte, et par ce fait seul procure presque aussitôt un grand soulagement ; après quelques séances, la fièvre tombe, les sueurs nocturnes cessent, les malades recouvrent l'appétit et sont tout heureux de se sentir renaître et revivre.

2ᵉ OPÉRATION. — *Incitation de la circulation* au moyen de brosses métalliques munies de récipients contenant une solution de formaldéhyde d'un dosage particulier. Le formaldéhyde, tel qu'on le trouve dans le commerce, serait dangereux, car il détermine souvent de la néphrite. Aux médecins et aux hôpitaux qui voudraient en faire usage, nous indiquerons la dose exacte qui nous réussit dans tous les cas traités.

3ᵉ OPÉRATION. — *Dérivation cutanée* au moyen des étincelles électriques.

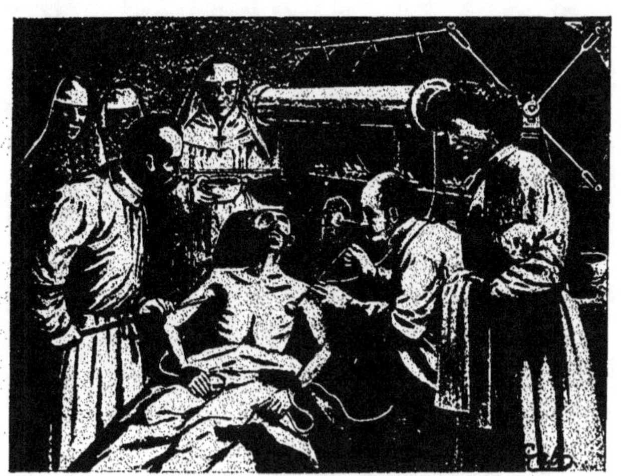

Première opération
Désinfection des poumons (Malade atteint au 3e degré, guéri en 4 mois)

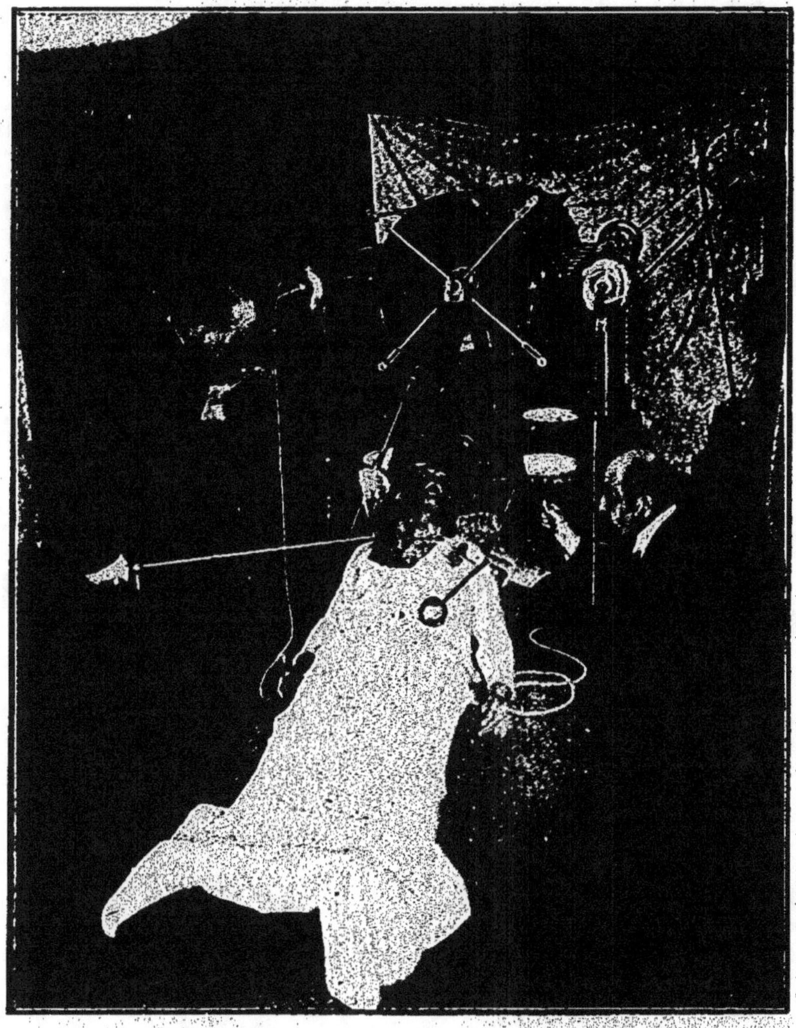

Deuxième opération
Application des éponges iodées et formolées
avec inhalation d'ozone et formol
Salle de transfusion à l'Institut Crôtte, à Péoria (Amérique)

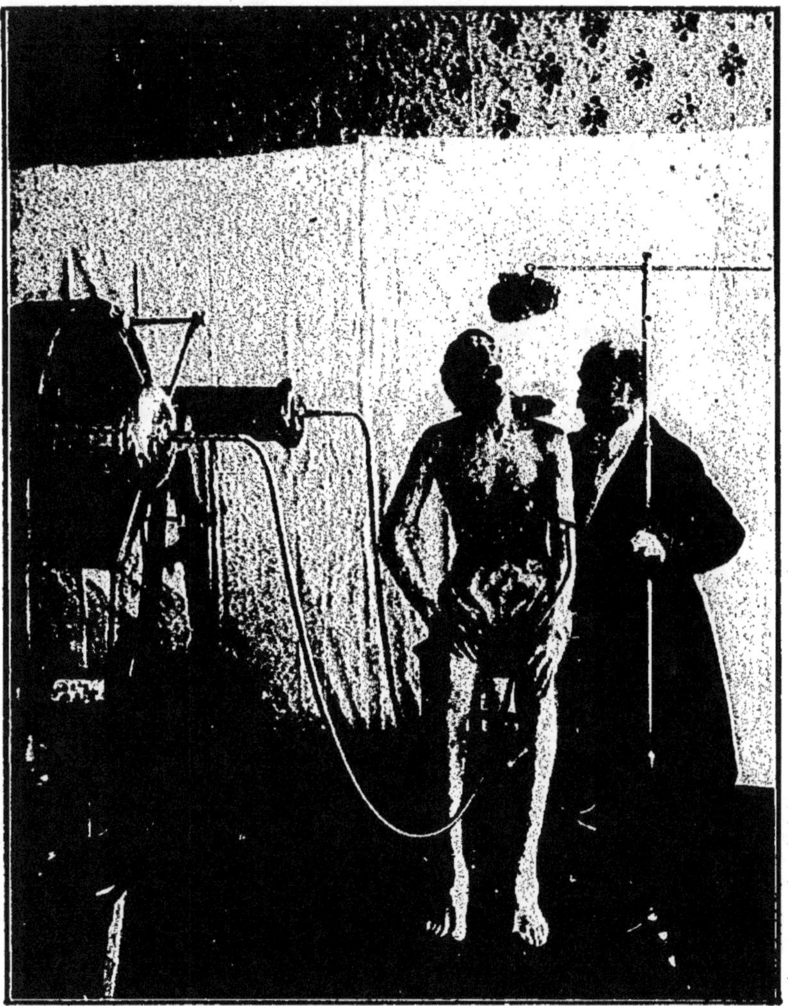

**4e opération. — Traitement
de la tuberculose osseuse et désinfection de la gorge
par les courants statiques et le formaldéhyde**

4° OPÉRATION. — *Désinfection de la gorge et des poumons par des inhalations* d'air chargé de formaldéhyde, pratiquées au moyen de courants à haute tension. L'air ainsi aseptisé pénètre dans toutes les parties des poumons où la respiration est encore possible et les désinfecte, alors que c'est à travers les pores de la peau que pénètre le formaldéhyde qui doit désinfecter les parties des poumons où la respiration ne peut plus se faire du tout. La première et la quatrième opération se complètent donc mutuellement.

En résumé, la méthode Francisque Crotte est des plus simples, des plus inoffensives et des plus sûres. Elle satisfait à merveille au conseil si sensé du regretté Professeur Peter qui disait : « Quand vous avez affaire à un phtisique, entourez de soins pieux l'estomac de votre malade ; l'estomac est la place forte du tuberculeux ». Point n'est besoin, en effet, dans la méthode Francisque Crotte d'administrer par la voie stomacale des agents aussi écœurants ou aussi fatigants que la créosote ou le gaïacol qui tuent l'appétit et achèvent si bien ce que le mal a commencé.

De même, la méthode Francisque Crotte nous permet de laisser de côté les injections sous-cutanées d'huile créosotée ou gaïacolée, ou de n'importe quel sérum, toutes injections rarement utiles et souvent dangereuses.

Il serait donc vivement à souhaiter que cette méthode fût adoptée officiellement par toutes les mairies de France pour être appliquée dans chaque municipalité. Si un tel résultat pouvait être atteint, la tuberculose serait vite vaincue.

SERVICE RADIOGRAPHIQUE

Tout le monde sait l'importance de la découverte de Rœntgen pour le diagnostic de la tuberculose pulmonaire et de la tuberculose osseuse.

Les travaux du docteur Beclerc, médecin de l'hôpital Antoine, ont bien montré toute la valeur de l'examen des malades par les rayons X pour déceler les premières traces de la maladie.

Aussi n'avons-nous pas hésité à nous assurer le concours d'un des radiographes les plus estimés de Paris, le docteur Dagincourt, qui depuis cinq années a pratiqué la radiographie dans les hôpitaux de la Pitié, Beaujon et Lariboisière. Tous les malades seront donc à l'avenir examinés par cette méthode et la gravité de leur maladie ainsi que leur guérison nettement affirmées par les moyens les plus récents de la science.

SERVICE CHIRURGICAL

Sous la direction du D' Dagincourt

Si nous sommes certains par notre méthode de tuer sur place les microbes de la tuberculose, Il y a cependant des cas où une intervention chirurgicale est nécessaire :

1° Pour hâter la guérison des malades par la destruction de foyers anciens dans les os ou dans les

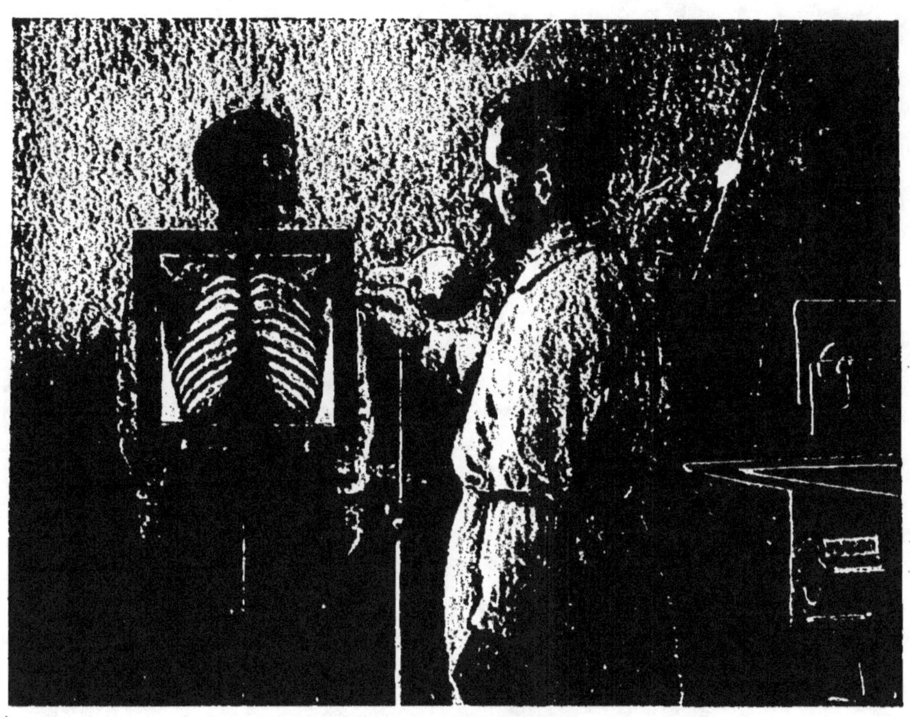

Examen aux rayons X

Malade atteint au premier degré guéri après un mois de traitement
par la transfusion, traitement de Francisque Crôtte

ganglions, les malades venant trop souvent nous trouver trop tard ;

2º Pour prévenir l'infection de l'organisme par des opérations préventives.

Nous nous expliquons :

Le bacille de Koch qui se trouve partout autour de nous, pénètre dans nos poumons par l'air que nous respirons, normalement l'air ne doit arriver dans les poumons qu'en passant par le nez.

Au contact de la muqueuse nasale il s'échauffe, s'humidifie et se débarrasse des microbes qui chez l'individu sain sont tués par le mucus nasal.

L'air arrive donc dans les poumons à une température convenable, humide et purifiée.

Mais toutes les fois qu'un obstacle mécanique, tel que malformation des os du nez, polypes, grosses amygdales, végétations adénoïdes pharyngiennes, vient obstruer le canal nasal, le malade respire par la bouche et alors l'air arrive dans les poumons froid, sec et chargé de bacilles, voici la vrai cause de l'infection pulmonaire par les bacilles.

Il est donc de la plus haute importance d'examiner avec le plus grand soin la gorge et le nez *de tous les enfants* et d'y pratiquer les opérations nécessaires pour assurer le fonctionnement normal de la respiration.

J'ajouterai que les abcès de l'oreille ont toujours pour cause l'infection tuberculeuse de la gorge par la trompe d'Eustache.

En soignant la gorge des enfants on évitera donc

encore cette dangereuse complication cause trop souvent de méningite.

Quant à la tuberculose osseuse, coxalgie, mal de Pott, tumeurs blanches, et aux abcès froids dont les altérations osseuses sont presque toujours la cause, une intervention chirurgicale bien faite et faite au moment opportun est souvent indispensable, en débarrassant d'un coup l'organisme de foyers d'infection qui viennent entraver le rétablissement normal du malade, d'autant plus que l'emploi des rayons X nous permet de nous rendre compte exactement de l'étendue et du siège des lésions.

Nos malades trouveront donc à l'avenir dans notre Institut tous les soins et traitements relatifs aux affections tuberculeuses donnés par des médecins spécialistes et dont la haute compétence leur est un gage de leur guérison.

III. — Adjuvants de la méthode Francisque Crôtte

Les adjuvants de la méthode Francisque Crôtte sont : 1° certaines conditions hygiéniques ; 2° l'aération ; 3° la suralimentation ; 4° le repos.

A. — Conditions hygiéniques

Ces conditions comprennent : 1° la destruction des crachats bacillaires ; 2° le balayage et l'essuyage humides des locaux où vivent les tuberculeux ; 3° la désinfection fréquente de ces locaux et des vêtements des malades ; 4° l'isolement des sujets atteints ; 5° la salubrité des habitations ; 6° la surveillance des viandes et du lait ; 7° pour les jeunes filles, l'abandon du corset ; 8° pour les garçons, la suppression de l'internat dans les collèges et les lycées ; 9° pour les soldats, diverses mesures prophylactiques.

1° *Destruction des crachats bacillaires*. — Les tuberculeux doivent toujours faire attention où ils crachent, ne jamais expectorer par terre ni dans leur mouchoir de poche, qui, mêlé au linge de famille pour être lavé, devient un foyer de contamination. Le mieux est de se servir de crachoirs en papier, comme il en existe dans les hôpitaux d'Amérique. Ces crachoirs, peu coûteux, sont les plus pratiques. Nous en avons fait confectionner sur un modèle spécial, que nous donnons à nos indigents. Un crachoir de ce genre se brûle quand il a servi, et il ne peut jamais, par conséquent, devenir dangereux. Il sert la nuit pour les expectorations, et on le jette au feu impitoyablement le lendemain matin.

Les crachoirs en verre ou en métal sont bien moins sûrs. Leurs porteurs ont dans la poche un foyer de contamination qui n'est jamais désinfecté complètement, mais simplement lavé de temps à autre, en sorte que les doigts, en contact permanent avec ce crachoir, sont toujours infectés.

Pour que les crachoirs en verre ou en cristal fussent réellement efficaces, il faudrait que le malade les fît laver au sublimé après en avoir versé le contenu dans le feu. Comme l'opération est ennuyeuse on la néglige, le foyer de contamination reste dans la poche du malade et tous ses vêtements et ses mains sont imprégnés de germes pathogènes.

Il n'y a donc de sérieux que le feu, qui assainit tout. Aussi ne saurions-nous assez recommander aux malades les crachoirs en papier. Notre modèle se trouve dans toutes les pharmacies. Il est en papier antiseptique formolé. Le formol ne permet pas aux bacilles de vivre ; ces bacilles sont détruits aussitôt après l'expectoration.

2° Balayage et essuyage humides des locaux où vivent les tuberculeux. — Avant de balayer les chambres du malade et de les essuyer, il faut d'abord les arroser pour que les bacilles des crachats desséchés, ne soient pas soulevés en même temps que la poussière et respirés avec elle. On fera bien de se servir, pour le lavage des planchers, d'eau formolée, composée de 30 gouttes de formyl pour un litre d'eau ordinaire. Dans tous les cas, on n'aura jamais recours au plumeau pour frotter les meubles, mais bien à un linge ; de cette façon, on évitera de faire voltiger les bacilles, qui pourraient avoir élu domicile sur les lits, les sièges ou les tables.

3° *Désinfection fréquente des locaux et des vêtements des malades.* — De même qu'on désinfectera fréquemment les locaux, ce qu'on réalisera à merveille par le procédé précédent, de même on désinfectera le linge et les vêtements des malades. Bien entendu le lavage de ce linge n'aura jamais lieu avec celui du linge de la famille. C'est là une précaution absolument indispensable pour préserver de l'affection les personnes de l'entourage du tuberculeux.

4° *Isolement des sujets atteints.* — Cette mesure est évidemment élémentaire. Il ne faut pourtant pas l'exagérer, et conclure, comme certain docteur que nous avons entendu au Congrès de Londres et à qui nous ferons la grâce de taire son nom, que les tuberculeux doivent être absolument exclus de la société, qu'il est indispensable de les reléguer dans les montagnes, et de les sevrer de toute relation avec leurs semblables.

Cet excellent docteur était tout fier de son idée. Mais pourquoi s'arrêter en si beau chemin? Pourquoi, pendant qu'il y était, ne demandait-il pas aux Pouvoirs publics, de faire revivre contre les tuberculeux la loi de Sparte qui décrétait de mort tous les enfants infirmes ou chétifs?

Nous considérions avec curiosité cet étrange représentant d'Hippocrate, et nous aurions bien voulu savoir s'il n'était pas un peu tuberculeux lui-même. Qui sait? Y a-t-il aujourd'hui une famille qui ne compte pas dans son sein une ou plusieurs victimes du minotaure moderne? Nous ne sommes pas méchants, mais nous aurions vivement souhaité voir ce terrible docteur aux prises avec une tuberculose bien corsée, avec une phtisie galopante. C'eût été pour nos tuberculeux et pour nous une douce vengeance. Il nous eût semblé intéressant de connaître quel eût été le rocher d'exil de son choix. Eût-il opté pour le sommet de l'Himalaya ou pour le Pic du Midi?

Soyons donc sérieux, et quand nous parlons d'isolement, entendons par là un isolement raisonnable qui, tout en préservant l'entourage du malade, n'assimile pas ce dernier à un pestiféré du Moyen Age ou à un lépreux de Madagascar. C'est surtout entre époux, quand l'un d'eux est atteint, que l'isolement s'impose. Et ici l'isolement consiste, pour l'époux malade, à se séparer de son conjoint, à ne pas partager son lit et, si faire se peut, sa chambre. L'expérience de tous les jours nous montre, en effet, que si dans ce cas, les époux n'y prennent pas garde, il y a neuf chances sur dix, pour que l'époux tuberculeux contamine l'autre. Les relations naturelles de mari à femme aboutissent alors presque fatalement à ce triste résultat.

5° et 6°. — *Salubrité des habitations. — Surveillance des viandes et du lait.* — Ici, c'est aux Pouvoirs publics à intervenir pour surveiller les habitations, les animaux de boucherie et le lait.

En ce qui concerne les animaux de boucherie, on sait que les médecins préconisent beaucoup la viande crue dans la suralimentation. Or, la viande crue est souvent malsaine, et dangereuse pour ceux qui en usent. Nous en dirons autant de la vaccination, quand le vaccin est pris sur la génisse, cette opération étant une voie fréquente de transmission de la tuberculose de la race bovine à l'homme.

7° *Pour les jeunes filles, abandon du corset.* — Le corset est pour les trois quarts des jeunes filles la cause de la tuberculose, parce qu'il comprime l'estomac, le ventre, l'utérus ; qu'il empêche la circulation, et qu'il prédispose à l'anémie. Or, de l'anémie à la tuberculose, il n'y a qu'un pas ; l'anémie est la sœur aînée de la tuberculose. Par conséquent, en supprimant le corset dans son empire, le Czar a rendu un immense service à l'humanité. Si, en France, nous pouvions faire voter pareille loi, nous donnerions à notre pays une génération nouvelle.

Le corset est un des fléaux qui ont le plus contribué à la propagation de la tuberculose chez la femme. Nous conseillons donc aux mères de ne pas laisser leurs filles porter de corsets, mais de leur faire mettre de simples brassières qui les soutiendront en permettant au ventre de se développer, et ne serreront jamais l'estomac. Avant l'invention du corset, les femmes n'éprouvaient nullement le besoin d'être emprisonnées dans cet horrible appareil, et cependant elles étaient plus belles et mieux portantes qu'aujourd'hui. La mode du corset est des plus dangereuses pour la génération présente et pour la génération future.

8° *Pour les garçons, la suppression de l'internat dans les collèges et les lycées.* — « Tout dernièrement, dit la *Vie Médicale*, d'après la *Revue scientifique*, au Congrès britannique de la tuberculose, tenu à Londres au mois de juillet, le Dr Baradat, de Cannes, a lu un rapport sur l'éducation moderne envisagée comme cause prédisposante de la tuberculose. Le même médecin a été chargé du rapport sur les établissements centralisés d'éducation et la tuberculose au Congrès d'Assistance familiale qui vient de tenir ses assises à Paris.

« Dans un récent travail, le Dr Baradat a développé avec plus d'ampleur et des exemples plus riches de preuves, les idées de son premier rapport. Il commence par exposer dans le détail et avec ordre les multiples dangers dont l'internat menace la santé des enfants, non pas seulement de ceux qui y apportent le germe de la tuberculose et dont la maladie évolue avec une rapidité effrayante, mais de ceux-là même qui entrent sains dans un lycée, ou au collège ; car l'internat les affaiblit systématiquement en leur imposant une violation perpétuelle de l'hygiène, et les désarme contre la contagion qui les guette. Il ne suffit pas qu'on laisse le péril s'installer au cœur même de l'établissement en ne défendant son accès par aucune visite médicale préliminaire.

« Il ne suffit pas que les maisons où nous entassons nos fils soient le plus souvent de vieux bâtiments délabrés, qui s'étouffent sans air et sans lumière au centre des agglomérations urbaines. Il faut, de plus, que les enfants soient confondus dans une promiscuité de chaque instant, tous les tuberculeux et ceux qui ne le sont pas encore.

« Il faut qu'à l'intérieur même de leur prison, les enfants n'aient pas la liberté de respirer, ni de courir, ni de vivre. On les enferme entre quatre murailles dix heures par jour, courbés sur des tables de travail uniformes pour leurs tailles différentes. On leur com-

mande l'immobilité, le silence, l'attention, on les fait
ressembler à des animaux malades, car tous les êtres
de la nature ne demeurent tranquilles que lorsqu'ils
cessent de se bien porter. Les récréations, les promenades du jeudi et du dimanche, les exercices de gym-
nastique ne sont que de vains simulacres et ne suffisent
point à l'épanouissement des organes trop longtemps
comprimés. L'absence de propreté corporelle, le manque
de précautions, les courants d'air froids des couloirs au
sortir des études surchauffées, atténuent encore la ré-
sistance vitale de l'enfant. Le repos de la nuit ne com-
pense pas cette déperdition de forces ; que de tuberculoses prennent naissance dans cet air non renouvelé
des dortoirs, que chacun respire et renvoie à son voisin
douze cents fois par heure ! Enfin l'internat présente
des causes morales d'affaiblissement physique : le sur-
menage, qui accapare la force vitale au profit du cerveau ; l'ennui et la tristesse, qui empêchent l'organisme de réagir vigoureusement. Dans sa lutte contre
ce régime meurtrier, l'interne épuise la vigueur qu'il
devrait réserver pour les épreuves de l'avenir ; après
la merveilleuse élasticité des années d'enfance, la tuberculose trop souvent l'attaque et l'abat.

« Après avoir montré le mal, le Dr Baradat énumère
les remèdes proposés, les encouragements officiels et
les initiatives privées.

« Mais tous ces essais, ajoute-t-il, tous ces enthou-
siasmes, demeureront de vains efforts, tant qu'ils seront
dispersés. Il faudrait que le public tout entier comprît
qu'il existe, selon le mot de Spencer, une moralité
physique ; que la conservation de la santé est un de nos
devoirs, et tout préjudice volontaire à la santé un péché
physique. Il faudrait que tous les Français vinssent à

haïr ensemble l'agglomération, l'encombrement, dans un même espace, d'individus même sains. Alors tous comprendraient qu'il est criminel de réunir les enfants dans des sociétés artificielles, hors nature et que le mieux serait de leur donner l'éducation dans la famille comme font les Suisses, les Anglais et les Allemands.

« Tous les problèmes de l'éducation moderne, même celui de la moralité, même celui des programmes, sont ainsi réduits à des questions d'hygiène. Le Dr Baradat fait entrer la pédagogie tout entière dans la médecine. Et c'est peut-être, en somme, le meilleur moyen de la rendre conforme à la nature (1) ».

9° Pour les soldats, diverses mesures prophylactiques. — Il nous est impossible de blâmer l'organisation de notre vaillante armée, il faudrait pour cela ne pas être français. Nous savons ce que valent nos officiers et nos soldats, ils ont été les premiers du monde et le seront certainement toujours. Mais... il faut mettre un « mais »... si avant et pendant les guerres de Napoléon Ier, les hommes se battaient pendant des années entières, ces hommes étaient élevés autrement qu'en ce jour, où la civilisation nous a conduit à la « boîte à coton » dans laquelle se fait notre éducation.

La vie que nos pères menaient au grand air, les intempéries qu'ils supportaient, les uns aux champs, les autres dans les ateliers, et la façon dont ils étaient menés dans leur enfance leur permettaient d'affronter toutes les fatigues. Aujourd'hui, notre courage et notre bravoure ne sont certainement pas moindres. Malheureusement nos corps sont comme des plantes de serre

---

(1) *Vie Médicale*, n° de février 1902.

chaude. Nos mères nous ont dorlotés jusqu'à 20 ans, et quand il s'agit pour nous d'apprendre le métier militaire, de marcher en hiver au grand air, dans la neige, sous la pluie pendant des heures entières, sans pouvoir changer de vêtements, il n'est pas étonnant que si gâtés dans la famille, nous nous trouvions tout à coup jetés dans une atmosphère qui nous devient fatale. Alors, nous prenons très facilement une grippe, un rhume, une congestion pulmonaire, une pleurésie, enfin l'une ou plusieurs des maladies qui attaquent les poumons, et qui amènent parfois si rapidement la mort.

Certainement, nous ne pouvons pas demander aux officiers supérieurs de changer les règlements, de ne pas chercher à faire des hommes, selon l'expression d'usage, par l'entraînement et l'endurance. L'armée est une de nos belles institutions, mais ne serait-il pas bon de songer que les hommes d'à présent n'étant plus les mêmes que ceux d'autrefois, on doit chercher les moyens de les soigner, c'est-à-dire prendre les précautions nécessaires pour qu'ils puissent changer de vêtements quand ils sont mouillés, ou leur donner des effets imperméables : ce serait bien simple et peu coûteux, puisqu'il suffirait de tremper un manteau dans une solution chimique connue de tous.

Le vélocipède, cet excellent mode de locomotion rapide, qui rend tant de services dans l'armée, contribue beaucoup aussi au développement de la tuberculose. Les hommes qui circulent à toute vitesse pour remplir leur mission et exécuter leur consigne y mettent un zèle incontestablement louable, mais ils arrivent trempés de sueur, et s'ils ont la satisfaction du devoir accompli, souvent ils manquent d'abri, surtout s'il pleut, et la chaleur fait place à un froid glacial d'autant plus prompt que leur corps et leurs vêtements sont inondés de sueur.

Tout ceci est du ressort de l'hygiène la plus élémentaire, et cette hygiène ne pourrait-on pas l'appliquer un peu ?

La caserne est une des plus grandes questions relatives à nos armées. Si une maladie contagieuse apparaît dans une caserne, il est bien difficile d'éviter la contagion pour tous les hommes qui y grouillent, qui ne prennent aucune précaution et n'ont aucune conscience des dangers qu'ils courent. C'est pourquoi l'on a dû, dans maintes circonstances, évacuer des casernes envahies par la petite vérole ou par la fièvre typhoïde, pour les désinfecter, et l'on en a été à se demander quand on pourrait remettre les hommes dans ces milieux empoisonnés.

Il existe pourtant une manière bien simple de rendre les casernes toujours salubres. Le formol est le plus puissant des antiseptiques, et il y a longtemps que nous l'avons démontré. Après nous, des hôpitaux l'ont employé, mais dans les casernes nous ne croyons pas qu'on s'en soit jamais servi. Quoi de plus facile que d'arroser chaque jour les chambrées avec de l'eau formolée avant de balayer? De la sorte, pour une dépense des plus minimes, on aurait l'assurance que nos chers soldats seraient exempts des maladies qui les menacent.

De toutes les maladies, la tuberculose est celle à laquelle on prête le moins d'attention dans les casernes. Le soldat prédisposé à la tuberculose est-il atteint d'un rhume, on ne s'en occupe pas : son service doit être fait comme d'habitude, il crache par terre ou dans son mouchoir, et celui-ci est lavé avec le linge commun : voilà la caserne infectée. Puis, quand on voit le soldat très malade, on l'envoie à l'infirmerie, et au bout de quelques mois on finit par le réformer, mais il peut déjà avoir contaminé ses camarades. Pour bien faire, on devrait analyser les crachats de tous les soldats atteints de rhume, de tous ceux qui toussent, et après examen, si on trouvait des germes pathogènes, renvoyer ces soldats dans leur famille ou dans des sanatoria.

Ce que nous conseillons là sera certainement fait un jour mais nous sommes si longs à agir que malgré les horreurs de la tuberculose, malgré tout ce qu'on a dit sur sa prophylaxie, ce ne sera que quand de plus grands désastres seront arrivés, qu'on prendra probablement les mesures sanitaires indispensables.

Une grande amélioration a été réalisée par un de nos officiers supérieurs les plus distingués, qui en cela a bien mérité de sa patrie et de la science; c'est l'interdiction de boire dans les casernes. On ne saurait trop féliciter son auteur d'une mesure que tant de désastres avaient démontrée nécessaire. Espérons qu'un autre officier supérieur — si ce n'est pas le même — parviendra à réaliser dans les casernes les desiderata que nous venons d'indiquer, et que notre armée sera, à ce point de vue comme sous tous les autres, la première armée du monde.

B. — Aération

Beaucoup de médecins recommandent de dormir les fenêtres ouvertes. Nous sommes absolument d'un avis contraire. Les fenêtres doivent être ouvertes au grand jour, au moment où le soleil brille, et le soir, quand viennent la brume et le brouillard, fermées pour tous ceux qui toussent et qui craignent l'humidité ou les changements de température.

La cure d'air, tant à la mode, est poussée un peu trop loin, surtout quand on la fait à Paris ou même aux environs. Les malades dorment les fenêtres ouvertes, croyant, parce qu'ils respirent l'air pur, donner plus d'activité à leurs poumons : c'est là une erreur. L'air malsain des grandes villes est plus dangereux la nuit que le jour, et la brume qui tombe après le coucher du soleil est toujours funeste. Dans la belle saison, ce n'est pas la même chose : par les temps secs, après que le soleil s'est montré toute la journée, l'air qui est encore plein d'ozone peut être respiré la nuit, et, ces jours-là, s'effectue une vraie cure d'air, mais la chose est rare à Paris.

La cure d'air faite aux altitudes de 1000 à 1.500 mètres, sur les montagnes couvertes de neige ou même fleuries, est aussi une grave erreur ; toutefois elle a sa raison d'être au point de vue de l'ouverture des fenêtres la nuit, car dans les montagnes on peut respirer un air saturé d'ozone et léger. Là seulement, on a cet air nuit et jour ; aussi dans les sanatoria, les fenêtres sont-elles constamment ouvertes, et les malades, enveloppés dans de chaudes couvertures, respirent-ils sans cesse l'air du dehors. Pas d'usines, pas de brouillards, pas d'humidité qui souillent cet air ; pas de température bien variable. Dans l'Engadine, à 1.500 mètres d'altitude, nous avons vu constamment de la neige à un mètre de hauteur, avec un soleil radieux.

Les malades éprouvent certainement du bien-être à respirer un air glacé et ozoné, mais quand on songe à leur naïveté et à leur docilité, on se demande si véritablement ils réfléchissent et s'ils n'ont pas perdu un peu de leur volonté, lorsque, sur un simple conseil et parce que les sanatoria sont en vogue, ils font des centaines de lieues, abandonnent leurs familles et s'enterrent vivants sur ces montagnes désolées que les oiseaux même n'habitent pas. Et cela, pourquoi faire? Pour respirer seulement de l'air.

Nous connaissons des tuberculeux qui fréquentent depuis quatre ou cinq ans et plus encore des sanatoria à hautes altitudes, qui se sont prolongées peut-être, mais qui ne se sont jamais guéris. Cela pourtant ne les empêche pas d'y retourner tous les ans, quand des accidents ne sont pas survenus.

La première raison qui a fait préconiser les sanatoria, c'est que les intéressés se gardent bien d'en expliquer les inconvénients, et pour cause : peut-être ne les connaissent-ils même pas.

Une autre raison, c'est que les tuberculeux respirent avec facilité un air léger, qui évite la fatigue. L'air étant plus léger, le poumon n'a pas besoin d'autant d'exercice. Comme le froid a la propriété de condenser les corps, c'est-à-dire de resserrer les parois, il rend le poumon plus petit, plus étroit ; le poumon devient alors paresseux, s'atrophie, ne se développe qu'à moitié. L'atmosphère de 1.500 mètres n'étant pas créée pour les hommes, le poumon doit s'habituer à y vivre, ce à quoi il réussit vite, la paresse l'y incitant. Il ne demande qu'à ne pas travailler, malheureusement, le résultat obtenu n'est qu'un leurre. En effet, lorsque le malade habitué à cet air léger, à cette vie tranquille, retrouve l'air naturel, celui qu'il avait toujours respiré dès sa naissance, il est tout surpris d'avoir des rechutes terribles, des hémoptysies, même des hémorrhagies nasales. Le poumon, qui a perdu l'usage régulier d'un développement complet, doit faire des efforts pour reprendre son ancienne amplitude, et comme il est porteur de lésions non cicatrisées, de petits vaisseaux éclatent, des déchirures se produisent, et le malade voit s'ouvrir à nouveau les plaies qu'il croyait fermées. C'est le moment le plus dangereux, parce que des étouffements se produisent; le malade n'a plus le temps de se réhabituer à faire de nouveau fonctionner tout son poumon, il est alors pris plus gravement, et il faut vite le reconduire dans les hautes montagnes, où il se résigne à vivre en homme des bois (1).

Nous ne voulons pas dire pour cela qu'on doive condamner tous les sanatoria ; non, il est même nécessaire d'en créer beaucoup pour isoler les malades et diminuer, autant que possible, les causes de contamination, mais, à cet effet, point n'est besoin de monter là où vivent seuls les oiseaux de proie. Nos pères ignoraient les climats d'altitude ; quand ils avaient les poumons malades, ils allaient tout simplement dans leurs fermes boire du bon vin et du bon lait, ils se grisaient même parfois, et faisaient des promenades qui aiguisaient leur appétit et exerçaient heureusement leurs poumons.

Au Congrès de Londres, nous exprimions l'idée d'édifier les sanatoria près de la mer, dont ils seraient

____

(1) Cette manière de voir est confirmée par les expériences de Jourdanet et de Paul Bert.

« Jourdanet, qui, après de longues observations recueillies principalement au Mexique, avait mis en avant l'opinion qu'une diminution notable de la pression atmosphérique modifie la composition des gaz qui existent dans le sang, et qu'il en résulterait une sorte d'*anémie* plus ou moins grave selon les climats, a publié ses études sur ce sujet. Selon lui, cet ensemble de sensations douloureuses qui constitue le *mal des montagnes* aurait pour cause principale la diminution de la masse d'oxygène dans le sang, l'*anoxyémie*, état provenant de la diminution de pression effective de ce gaz dans l'air ambiant. Jourdanet indique, comme limite probable des accidents de cette nature, la demi-distance pourtant éloignés de deux ou trois kilomètres, de façon à éviter la température toujours trop fraîche qui environne l'eau salée. Nous ajoutions que ces sanatoria devraient être abrités du vent par des collines, pour que l'air salin fût un peu filtré et débarrassé de sa crudité ; de cette façon, faisions-nous observer, les malades prendraient vite de l'appétit, en même temps que l'air salin serait pour leurs poumons un merveilleux antiseptique.

Nous espérons bientôt faire appel aux concours des philanthropes et des financiers pour créer ces nouveaux sanatoria, qui n'auront rien de commun avec ceux déjà connus. Ces derniers se ressemblent invariablement, ils sont tous édifiés à peu près sur le même modèle, simples ou luxueux, avec trop de chambres à proximité les unes des autres, avec des balcons, terrasses, promenoirs où les malades peuvent s'allonger et respirer, c'est-à-dire faire leur cure d'air, e c'est tout.

L'agglomération de tant de sujets nous semble dangereuse, car l'air est vite infecté, et comme les malades sont toujours là ensemble, entassés, ceux qui sont très atteints peuvent aggraver l'état de ceux qui ne le sont que très légèrement.

---

entre le niveau de la mer et le niveau où commencent les neiges éternelles, limite qui sépare les *climats d'altitude* des *climats de montagne*.

« Les expériences de Paul Bert ont aussi parfaitement montré que le moyen de combattre les effets de la diminution de pression consiste à respirer de l'oxygène pur ; c'est la précaution que prennent aujourd'hui ceux qui s'élèvent en ballon à une grande hauteur.

« Tous ces faits nous expliquent l'influence qu'exerce sur l'hygiène et la pathologie des habitants des hautes montagnes la faible pression de l'atmosphère au milieu de laquelle ils sont plongés. Ces hommes, ainsi que le fait remarquer Jourdanet, sont placés dans des conditions d'oxygénation insuffisante : ils sont *anoxyémiques*. » (M. Duval, *Cours de physiologie*, 4e édition, pages 464 et 465.)

Les sanatoria que nous nous proposons de construire seront tout à fait différents de ceux créés jusqu'ici, sans luxe, mais très confortables, dans des demeures primitives, rustiques et agréables à la fois, installés dans de vastes fermes, de véritables fermes américaines avec tous leurs animaux domestiques et leurs agréments si variés.

Le tuberculeux doit avoir devant lui la véritable vie des champs avec toute sa grandeur et son attrait, la grande culture, l'horticulture, la culture des fleurs, l'apiculture, etc.; en un mot, le tuberculeux doit changer de vie, perdre l'idée d'aller résider dans les grands centres et d'abandonner sa campagne, comme il le fait aujourd'hui; il doit fuir ces épouvantables agglomérations au profit desquelles nos terres sont délaissées par les fils des paysans, qui préfèrent travailler à 3 fr. par jour dans les villes où, avec une nombreuse famille, ils sont presque toujours privés d'air et souvent de nourriture, tombent dans la misère, et engendrent une nouvelle génération de tuberculeux.

Avec nos sanatoria, nous leur montrerons la beauté et la grandeur de cette nature qu'ils ont méconnue; ils comprendront qu'ils ne sont pas à plaindre, ceux qui boivent du véritable lait et mangent du véritable beurre; ils vivront des produits de la ferme, c'est-à-dire qu'ils auront du lait de vaches nourries spécialement avec des varechs, lait contenant par conséquent des principes iodés; du beurre délicieux; de la viande de mouton absolument saine; des œufs bien frais. Ils pourront chasser et pêcher, et de saines distractions leur feront oublier leurs maux et leurs misères.

Les chambres seront établies partout, dans les bâti-

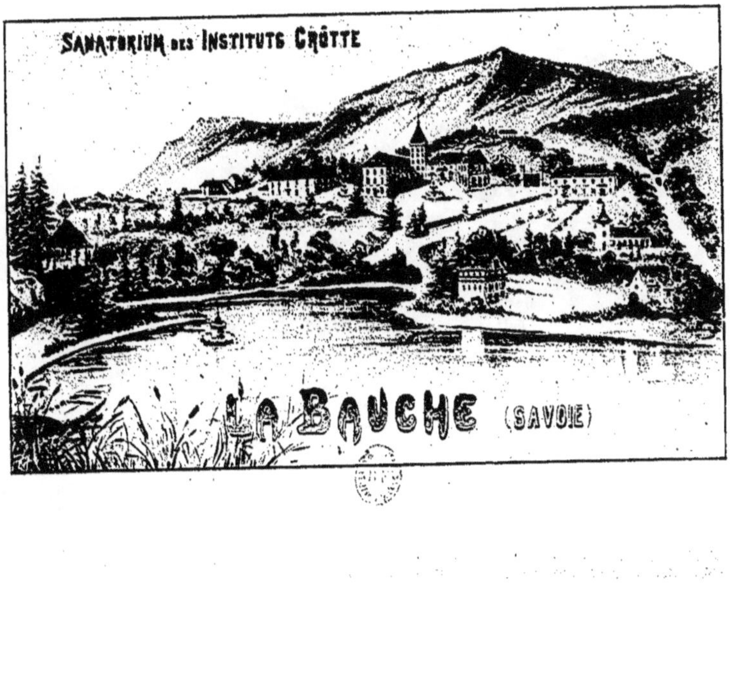

Sanatorium de Labauche

ments de la ferme et au-dessus des étables. En fait de confort, il ne manquera rien. L'air sera filtré, ozoné et formolé, et toujours à la même température. De puissantes machines statiques seront nuit et jour actionnées pour changer l'air des chambres. Les malades seront soumis quotidiennement à notre traitement. Dans ces conditions, il n'est pas téméraire de garantir que si ce traitement a guéri les malades des grandes villes alors qu'ils ne cessaient de vaquer à leurs occupations, nous les guérirons bien mieux de cette manière et en un temps moitié plus court.

C. — Suralimentation

La suralimentation ne doit pas être employée comme on l'entend vulgairement ; il ne faut pas gaver le malade jusqu'à ce que son estomac refuse les aliments ; il a si peu d'appétit, avec la fièvre qui le mine, il est si vite dégoûté de tout, que si vous l'obligez à supporter de lourdes charges de nourriture, l'estomac refusera vite de fonctionner, et alors ce malade, n'aura plus aucune ressource pour revenir à la santé.

La suralimentation doit être faite avec des aliments puissants et nutritifs, c'est-à-dire très azotés et stimulants. Nous en avons employé un avec succès ; il se nomme le *Suraliment.* Le Suraliment est dix fois plus azoté que la viande, très léger et peu coûteux. Il est en usage maintenant dans les sanatoria de tous les pays. Nous nous en sommes servis pour nos malades et nous en avons été si satisfaits que nous le conseillons même aux anémiques que les forces abandonnent, et dont l'estomac rejette tout. C'est un féculent combiné de farines exotiques diastasées, qui, mélangées au jaune d'œuf, permet à tous les malades de vivre avec peu de nourriture ; les estomacs les plus débiles et les plus fatigués le digèrent sans peine et ceux qui arrivent à en prendre plusieurs fois dans la journée se suralimentent absolument sans charger leur estomac et reprennent vite leur vigueur. Ce produit a été analysé par des spécialistes qui ont reconnu son extrême richesse nutritive. Nous le faisions venir de Cuba, mais aujourd'hui, croyons-nous, tous les pharmaciens en sont approvisionnés. Les malades de tout pays et de toute condition peuvent commencer par se suralimenter avec ce précieux produit. Ne voulant pas être accusés de faire de la réclame, nous ne recommanderons aucune maison de vente ; les malades pourront demander eux-mêmes le Suraliment où ils voudront. Pour nous, nous le distribuons gratuitement à nos indigents de Paris.

La suralimentation ainsi réalisée est la seule efficace ; elle l'est d'autant plus qu'elle n'empêche pas les repas ordinaires ; au contraire, le Suraliment augmente l'appétit. Grâce à son emploi, les enfants et les femmes anémiées ont souvent évité la tuberculose. Seul, sans doute, il est impuissant à guérir, mais on ne saurait assez le recommander comme tonique et reconstituant.

C. — Repos

Il faut au tuberculeux du repos, mais trop ne lui en faut. Le repos absolu, sauf dans le cas de crachements de sang, est, suivant nous, une grave erreur. Certainement le malade soumis systématiquement au régime de l'immobilité engraisse, et c'est ce qui fait dire que les sanatoria donnent de bons résultats, mais qu'est la graisse qu'il acquiert ainsi? Encore un leurre et une illusion, car de ce qu'un tuberculeux reprend du poids, il n'en résulte pas forcément que ses poumons se rétablissent. Quand nous voyons un phtisique gros et gras et son poumon plein de râles et de cavernes, nous songeons à une belle pomme toute rose qui, une fois ouverte, apparaît entièrement pourrie. Cela peut s'appeler la phtisie florissante, et c'est justement le malade présentant cette particularité qui, se croyant guéri, est souvent enlevé en quelques heures par une attaque d'influenza. Et alors, on se demande avec surprise, comment un homme qui paraissait si fort et si robuste a pu mourir tuberculeux.

Le malade chargé de cette graisse factice devient lourd et paresseux, et si un jour il rechute, s'il a une simple bronchite, vous le verrez maigrir et perdre en une semaine toute la graisse qu'il avait gagnée en une année.

D'ailleurs, ce moyen de faire engraisser, nos paysans l'ont trouvé avant nous : quand ils veulent en user pour leurs animaux, ils les condamnent à l'immobilité, ils les enferment et les gavent quelque temps avant de les livrer au commerce. Chacun connaît les produits que leur donne un pareil procédé: ce sont les poulardes; les foies gras, qui, par parenthèse, sont toujours dangereux à manger, car ce sont des foies malades; les oies à qui l'on crève les yeux ; les lapins, etc... Les animaux engraissés de cette façon sont autant de risques de propagation de la tuberculose.

Conseillons donc le repos à nos malades, mais sachons le doser pour chacun d'eux.

Le repos n'est obligatoire que dans le cas d'hémoptisie ou hémorrhagie.

IV. — INTERVIEW DE FRANCISQUE CRÔTTE

Son opinion sur le professeur Koch et le docteur Garnault publiée par la presse américaine

Il nous a semblé qu'il serait intéressant d'avoir l'opinion de Francisque Crôtte sur le cas du docteur Garnault. Depuis plusieurs années, la presse du monde entier a fait l'éloge de sa méthode de traitement, et dans les deux mondes, en Amérique comme en Europe, il a soigné et guéri des milliers de tuberculeux : il est donc bien placé pour donner un avis précieux sur la question.

Quand M. Koch, au Congrès de la Tuberculose de Londres, voulut étonner le monde, c'est-à-dire marquer sa présence dans ce Congrès, où l'on ne fit d'ailleurs rien pour les tuberculeux, que prononcer des discours, des discours et encore des discours, et qu'il vint déclarer que la tuberculose ne pouvait être transmise de l'animal à l'homme, il y eut une exclamation de protestation générale. C'était, en effet, scandaleux. Comme ce docteur allemand était un chef d'école, on lui souffrit cette hérésie; un autre eût été peut-être hué, mais lui était un maître, et ses confrères se contentèrent de grogner un peu, personne n'osa le désavouer, personne n'osa crier ni protester publiquement contre ses funestes paroles qui promettaient de voir continuer longtemps encore les erreurs commises sur la contamination tuberculeuse, c'est-à-dire de voir les peuples continuer à se nourrir de lait contaminé, de viandes malades saturées de bacilles, de les voir, en un mot, boire et manger des bacilles sous prétexte que le danger n'existe pas.

On a même prétendu dans la grande presse que le docteur Koch était envoyé par son gouvernement pour faire son possible afin que l'industrie allemande de l'exportation des viandes ne fût pas atteinte. Tout le monde sait combien est importante l'exportation des viandes allemandes dans toutes les puissances. Dans la crainte de voir un avis salutaire ou plutôt sanitaire venant, au milieu du Congrès, jeter le cri d'alarme, il a pensé qu'il était prudent de prendre le premier la parole.

Vous ne nous tromperez pas, nous qui avons, depuis bientôt vingt ans, traité des milliers de tuberculeux de tous les degrés et de toutes les nations. Nous pouvons dire et affirmer bien haut, avec preuves en mains, que la race humaine a été contaminée par la race bovine. La tuberculose n'est pas une maladie particulière à la race humaine : les Grecs et les Romains la connaissaient à peine.

Au Congrès de New-York, en septembre 1899, assisté de M. le docteur Labadie et de M. le professeur L. Hatch, de l'Université de Pensylvanie, qui, plus tard, furent délégués par la Société médico-légale de New-York, l'un au Congrès de Paris 1900, l'autre au Congrès de Londres 1901, où ils vinrent déclarer que, pendant deux ans, ils avaient traité et guéri avec ma méthode des quantités de malades tuberculeux, — à ce Congrès, dis-je, fut lue une communication qui avait pour titre : « L'Extinction de la Race humaine par la Tuberculose. » Dans cette communication, je démontrais que la tuberculose n'avait commencé ses véritables ravages que depuis une cinquantaine d'années, c'est-à-dire à l'époque où certains docteurs ont préconisé la viande crue, le funeste bifteck saignant que l'on dévore dans chaque famille sous prétexte de remonter les forces épuisées, de reconstituer les organismes anémiés, etc. Naturellement, si les viandes étaient saines, il n'y aurait aucun danger, mais, sur cent animaux abattus, il y en a en moyenne 50 à 60 de contaminés, ne fût-ce que par suite de l'ignorance complète où sont les cultivateurs des règles d'hygiène indispensables aux animaux comme aux hommes.

En voulez-vous un exemple : dans nombre de fermes, on laisse les vaches passer la nuit dehors, exposées aux intempéries et aux refroidissements. Or, au bon vieux temps où la tuberculose était moins répandue, les fermiers soignaient leurs vaches mieux que nos cultivateurs actuels; ils les rentraient chaque soir à l'étable et ne les laissaient pas passer la nuit dehors, en but à toutes les intempéries, et la contamination se faisait moins sentir, puisque la viande était plus saine.

Ceci ressort, d'ailleurs, de la statistique. Dans tous les grands centres : Paris, Berlin, New-York, Londres, où les pauvres mangent de la viande comme les riches, où les travailleurs surmenés cherchent toujours à se réconforter par le bifteck saignant, vous trouvez une contamination épouvantable.

Un jour, je fus appelé en consultation à la campagne, à une centaine de kilomètres de Paris; là, un docteur très compétent en matière de tuberculose, qui avait spécialement étudié la question, me déclara que la tuberculose se propageait dans les campagnes presque autant que dans les grandes villes. « Les paysans, me dit-il, mangent maintenant beaucoup de viande saignante ou même crue, et j'ai remarqué que les paysans pauvres, qui ne peuvent se nourrir que de pommes de terre et de lard, se portent à merveille, alors que les victimes les plus souvent atteintes par le fléau sont les enfants des paysans riches, dont la nourriture est plus à la viande crue ou saignante. »

Si le temps nous le permettait je vous fournirais des preuves à l'infini, qui démoliraient tout le système du docteur Koch et mettraient les populations en garde contre ses dangereuses affirmations.

Aujourd'hui je considère comme un devoir sacré de venir non pas défendre l'honorable docteur Garnault, mais de démasquer les intrigues qui se nouent autour de cet homme loyal, qui, révolté comme nous tous, n'a pas hésité à exposer sa vie pour abattre les théories du maître qui veut entretenir le monde dans une ignorance dangereuse, et j'estime qu'il est mal de la part de certain docteur connu de chercher à rabaisser le mérite de cette action par l'accusation de réclame. C'est ne pas reconnaître l'existence de ces sentiments de noblesse qui se manifestent tous les jours par des actes d'héroisme, sous les formes les plus différentes, sur les champs de bataille comme dans les hôpitaux et sur les voies publiques, comme si la science n'avait pas droit, elle aussi, à ces actes d'héroisme. Tous les jours des braves docteurs succombent victimes de leur dévouement.

Le docteur Garnault est à l'abri de tout soupçon : il est assez riche pour se passer de Monsieur tout le monde ; si le docteur Koch prétend qu'il ne court aucun danger, pourquoi ne fait-il pas la preuve contraire en pratiquant sur lui la même opération, tendant à démontrer que la tuberculose ne peut se transmettre de l'animal à l'homme. Tant qu'il n'a pas fait cette expérience sur lui-même, il n'a pas le droit de dénigrer le docteur Garnault : il ne peut que le considérer comme un ennemi loyal et accepter franchement la lutte avec lui. Vous avez peur, Monsieur Koch, que la lumière se fasse et que votre théorie s'écroule. Savez-vous si un autre être humain a déjà fait cette expérience pour pouvoir préjuger des résultats, et savez-vous où l'entraînera son audacieuse tentative ? S'il en meurt, vous ne pourrez plus nier, et cependant vous avez déjà cherché à démontrer que s'il meurt, ce ne sera pas de l'inoculation de la tuberculose bovine.

Et où serait le mal si le docteur Garnault désirait que la science s'occupe un peu de vous et de lui. Et si son dévouement doit lui coûter la vie, croyez-vous qu'il ne méritera pas un peu de gloire pour nous avoir appris à tous que vous nous avez jusqu'alors trompés, comme d'ailleurs la preuve en est déjà faite ?

Vous avez imaginé une lymphe qui devait guérir la tuberculose, et malheureusement l'expérience a prouvé qu'au lieu de guérir elle a coûté la vie à des milliers de tuberculeux ; cette lymphe funeste que vous avez préconisée est tellement enracinée qu'on l'applique encore, malgré les nombreuses victimes qu'elle a déjà faites. Une erreur judiciaire est certainement terrible, car elle fait tomber la tête d'un innocent aux applaudissements du public ignorant, mais une erreur médicale est épouvantable, car elle ne fait pas tomber une tête, elle en fait tomber des milliers et amène le désespoir au sein des familles, depuis que vous vous êtes occupé de tuberculose, depuis que vous avez trouvé cette lymphe, dont j'avais prédit les funestes résultats comme pour la sérumthérapie en général.

Il y a longtemps que Pasteur a prouvé que les animaux transmettaient des maladies par l'haleine ou par le contact : l'haleine des chiens et des chats peut communiquer certaines maladies aux enfants, telles les maladies de peau, le ver solitaire, que le chien conserve presque toujours à l'état latent, etc.

En résumé, nous demandons à tous les hommes de cœur et d'honneur d'inviter M. Koch à s'inoculer lui-même, et ensuite il aura le droit de critiquer ou de railler notre honorable docteur Garnault.

Le plus attristant est de voir que ses railleries ont trouvé un écho chez des confrères jaloux de son généreux dévouement; mais qu'à cela ne tienne, le nom du docteur Garnault n'en reste pas moins dans les anales des victimes de la science et de la postérité.

———

Observations de cas de guérison

de la Tuberculose

par la méthode Francisque Crôtte

*Observations recueillis au Sanatorium du Parc Monceau
et à la Clinique de la rue d'Edimbourg et publiées à la fin
de 1896*

I. — Madame L..., 26 ans, corsetière.

Traitée depuis septembre 1895 à mars 1896 pour bronchite
chronique tuberculeuse du côté gauche datant de quatre ans,
ayant déterminé une faiblesse et un amaigrissement considérables.

Antécédents familiaux directs très mauvais.

A cessé le traitement en mars complètement guérie.

II. — Mademoiselle M..., 9 ans, écolière.

Traitée du 15 septembre 1895 au 13 février 1896 pour une
bronchite chronique à droite, datant de 7 à 8 mois, consécutive à la rougeole.

A eu la coqueluche à l'âge de 5 ans, puis la varioloïde,
suivie d'une péritonite tuberculeuse qui a duré un an.

Bronchite caractérisée par de la matité et des râles crépitants au sommet droit, de la toux, des crachats, des hémoptysies, un affaiblissement et un amaigrissement considérables, etc.

Cette enfant a été soignée comme tuberculeuse par plusieurs médecins et condamnée. Deux de ses sœurs sont
mortes phtisiques. Le père et la mère nous ont déclaré que les
médecins l'avaient abandonnée. Apportée sur un brancard
au Sanatorium.

Guérison complète au mois de février. La malade a repris
ses forces, sa gaité, et suit les travaux de l'école. Enormé-
ment grandie, elle a engraissé d'une dizaine de kilos pendant
son traitement.

III. — Madame veuve F..., 36 ans, journalière.

Traitée du 9 septembre au 5 octobre 1895 pour bronchite double, avec toux, crachats, hémoptysies, sueurs nocturnes, amaigrissement considérable, etc... Cette bronchite remonte à trois ans. La malade l'a contractée en soignant son fils, âgé de 12 ans, mort tuberculeux; son mari avait succombé à la même affection cinq ans auparavant.

Comme signes caractéristiques, congestion des deux sommets, craquements sous-claviculaires, etc.

Poids de la malade il y a quatre ans, 72 kilos 1/2.

   Id.   au commencement de septembre, 59 kilos 1/2.

   Id.   au 5 octobre, 64 kilos.

A cessé son traitement fin octobre. Guérison assurée.

IV. — Mademoiselle C..., 10 ans, écolière.

Cette enfant a eu la rougeole à deux reprises différentes, à 3 et 6 ans, et des bronchites successives. Père atteint de broncho-pleurésie de nature tuberculeuse depuis 6 ans; actuellement en traitement au Sanatorium.

La malade, examinée le 16 septembre 1895, tousse et crache abondamment depuis le 10 août; tout le côté gauche est envahi; on constate un souffle rude et des râles crépitants dans toute l'étendue du poumon.

Trois semaines après, amélioration notable. Examinée le 21 avril, on ne trouve plus rien. L'enfant a repris toutes ses forces.

V. — M. R..., 32 ans, valet de chambre.

A eu, il y a trois ans, une pleuro-pneumonie à droite, qui se prolongea pendant un an.

Repris, il y a un an, de toux avec crachats; traité par vésicatoires, huile de foie de morue, créosote, etc.

Se présente à la consultation, rue d'Edimbourg, le 9 novembre 1895, atteint de bronchite chronique à droite, caractérisée par bruits de râpe et craquements humides au sommet, crachats, hémoptysie, etc.

A suivi le traitement jusqu'au mois de mars 1896.

Le 20 mars, constatation de complète guérison.

VI. — M. L...., 20 ans, menuisier.

Ce malade a eu des hémoptysies en avril 1894. Vomissement de sang (2 à 3 grands verres) un an après. Est allé se reposer à la campagne, qu'il a quittée au bout de quatre mois, se trouvant mieux. Est venu nous consulter le 18 septembre 1895.

On trouve une bronchite chronique à droite (2e degré), avec craquements au tiers supérieur, bruit de râpe en avant et en arrière, toux, crachats teintés de sang, sueurs nocturnes, pouls fréquent et petit, affaiblissement progressif, dyspepsie, etc...

Depuis deux mois, l'appétit et les forces reviennent progressivement.

Poids : 57 kilos en septembre 1895, atteint 65 kilos fin mars 1896.

Traitement cessé depuis le 7 avril. Guérison inespérée, sa mère ayant déclaré que les médecins l'avaient condamné.

VII. — M. D..., 11 ans, écolier.

Atteint de bronchite depuis un an, a passé trois mois à Royan, où son docteur l'a soigné comme phtisique.

S'est présenté au Sanatorium le 1er octobre 1895, atteint de bronchite chronique à gauche (2e degré), avec respiration voilée, râpeuse au sommet, en arrière, craquements humides, bruit de souffle sous-claviculaire, toux, crachats, sueurs nocturnes, affaiblissement notable, dyspepsie ancienne, etc...

Au bout de deux mois, cet enfant allait mieux, et en janvier dernier il est retourné à la pension. Son traitement a continué jusqu'au 8 avril ; à la dernière consultation, on ne trouvait plus rien à la poitrine, le malade avait repris ses forces normales et se développait rapidement. Guérison complète.

VIII. — Madame C..., 38 ans, repasseuse.

Cette femme, mère de trois enfants, tousse depuis ses dernières couches, il y a trois ans. A eu une pleurésie à gauche il y a un an, et une hémoptysie en février.

Elle suit le traitement du Sanatorium depuis le 2 octobre 1895. Atteinte de bronchite chronique à gauche, avec toux et crachats parfois sanguinolents ; bruits de râpe, craquements humides dans tout le côté en arrière, souffle tubaire au sommet. Amaigrissement considérable depuis 2 ans.

A cessé le traitement fin mars 1896 ; l'appétit et les forces sont revenus. Son poids de 62 kilos il y a un an, est remonté à 70 kilos en mars dernier. L'auscultation ne décèle qu'un très léger bruit de râpe à gauche.

IX. — Mademoiselle S..., 7 ans, écolière.

A eu la rougeole à trois ans et une bronchite consécutive. Envoyée deux ans dans le Midi, en est revenu en septembre 1895 ; a continué à tousser l'hiver.

Examinée le 5 décembre, nous l'avons trouvée atteinte de bronchite ancienne, à droite, avec obscurité du murmure respiratoire au sommet, craquements humides dans la fosse sous-épineuse, toux, crachats épais, dyspepsie. Bronchite au 2ᵉ degré. En outre, mouvements choréiques en février.

Au bout d'un mois de traitement, l'enfant se trouvait mieux, l'appétit et les forces revenaient ; la toux et les crachats diminuaient progressivement.

Le 1ᵉʳ mai 1896, la malade va très bien ; elle s'amuse et court comme si elle n'était plus malade. Son poids a augmenté de 3 kilos en 4 mois. La respiration est normale.

L'affection choréique est également en voie de guérison.

X. — Madame B..., 27 ans, débitante.

Cette femme, opérée il y a un an de kyste thyroïdien, fut prise de laryngo-bronchite consécutive, avec hémoptisies répétées, affaiblissement, toux, crachats, sueurs-nocturnes, amaigrissement considérable.

Nous l'avons vue, le 13 décembre 1895, atteinte de bronchite chronique à gauche (2° degré), avec craquements sus-épineux du tiers supérieur, bruits de râpe généralisés en avant et en arrière, sueurs nocturnes, dyspepsie, amaigrissement de 7 kilos 1/2 en un an, toux, crachats caractéristiques, etc...

Après six mois de traitement, la toux et les crachats avaient presque cessé et ne revêtaient plus le même caractère; l'appétit et les forces revenaient; la malade avait repris les 7 kilos 1/2 perdus; la respiration était presque normale. Et elle partait en pleine convalescence, pour le Midi, le premier avril 1896.

XI. — M. B..., 39 ans, cordonnier.

Malade traité depuis quatre ans comme tuberculeux. Sa mère est morte à 34 ans de la poitrine.

Le 9 décembre 1895, il nous consulte; il était atteint de bronchite chronique ancienne, à droite (2° degré), avec craquements humides sous-claviculaires, bruits râpeux au sommet en avant et en arrière, toux, crachats, affaiblissement notable, dyspepsie.

Au mois de février, l'amélioration se produisait, et progressivement, en avril, les signes stéthoscopiques s'effaçaient. L'état général devenait très bon. Revu le 4 mai 1896, complètement guéri.

XII. — M. J..., 45 ans, employé au journal *Le Gaulois*.

A été soigné, il y a huit ans, pour pleurésie dite tuberculeuse. Récidive en novembre 1893, et depuis lors, toux et crachats sanguinolents.

Examiné le 13 septembre 1895. Nous avons constaté une bronchite chronique à gauche, entée sur une ancienne pleurésie, avec obscurité du murmure respiratoire au sommet; matité profonde, souffle tubaire en arrière; craquements sous-claviculaires et à la base; toux, crachats, oppression, dyspepsie, morosité, amaigrissement moyen.

En deux mois, l'amélioration locale et générale se faisait progressivement sentir. Depuis la mi-février, la toux et les crachats avaient presque cessé, le moral et l'état général étaient très bons; le malade engraissait de 4 kilos.

Le 27 avril 1896, l'appareil respiratoire est redevenu normal.

XIII. — M. D..., 27 ans, mécanicien de la Cie des Omnibus.

Ce malade a fait son service militaire en Algérie, où il a eu de fréquentes bronchites.

Rentré en France vers septembre 1894, il retomba malade en janvier 1895. En juillet, il eut une congestion pulmonaire et un vomissement de sang très abondant (1 litre environ). Venu se faire traiter au Sanatorium d'octobre 1895 à avril 1896.

· Bronchite tuberculeuse (2° degré) à gauche; craquements, crachats bacillaires, amaigrissement de 3 kilos en septembre.

En avril 1896, la guérison est complète, le malade a repris ses forces et gagné 8 kilos.

XIV. — M. S..., 22 ans, sculpteur.

Traité depuis trois ans pour bronchite tuberculeuse, a eu de nombreuses hémoptysies et accuse un amaigrissement considérable.

Vient se faire soigner au Sanatorium en novembre 1895.

Craquements à gauche, crachats spécifiques, sueurs nocturnes, amaigrissement, etc.

A progressivement repris ses forces, et cessé son traitement complètement guéri, le 30 janvier 1896.

XV. — M. T..., 36 ans, boucher.

Bronchite tuberculeuse datant de deux ans. Commence son traitement en octobre 1895. Est atteint d'une bronchite double (2° degré); craquements au sommet gauche, hémoptysies, crachats bacillaires, sueurs nocturnes, dyspepsie, amaigrissement de 17 kilos 1/2.

En janvier, les forces sont revenues, tous les symptômes morbides ont disparu.

Le malade cesse le traitement. Guérison inespérée.

XVI. — M. M..., 30 ans, dessinateur-métreur.

A eu de nombreuses bronchites avec hémoptysies dans sa jeunesse.

Traité depuis novembre 1895, pour bronchite chronique à droite (2° degré). Symptômes caractéristiques : craquements humides, hémoptysies fréquentes, crachats bacillaires, amaigrissement notable.

Tout a disparu en quelques mois, et les forces sont revenues. Malade revu fin mai 1896. Guérison complète.

XVII. — M. L..., 20 ans, coiffeur.

Traité comme tuberculeux dans différents hôpitaux depuis dix-huit mois, vient au Sanatorium en avril 1896.

Bronchite chronique, sommet gauche (2° degré) craquements humides, fréquentes hémoptysies, crachats spécifiques, sueurs nocturnes, amaigrissement considérable, etc.

Le 26 mai, le malade, après deux mois de traitement, est guéri; tous les symptômes de tuberculose ont disparu; les forces reviennent. Il part pour la campagne.

XVIII. — Le jeune G... B...

Péritonite tuberculeuse. Les parents sont venus au Sanatorium lorsque l'enfant était à la dernière extrémité. La guérison a été obtenue en moins de 15 jours.

XIX. — M. B..., de Rouen.

Après un traitement d'un mois au Sanatorium, est reparti complètement guéri et a engraissé de 9 kilos pendant la durée du traitement.

XX. — M. M..., sous-brigadier de l'octroi de Paris.

Tuberculeux au 2ᵉ degré. Nombreux bacilles de Koch dans les crachats. Guérison radicale en trente jours.

XXI. — M. P..., en deux mois de traitement, a été complètement guéri.

XXII. — Mademoiselle F..., 27 ans, employée de librairie.

Phtisie à forme rapide. Nombreux bacilles de Koch dans les crachats. Amaigrissement considérable. Perte de 16 kilos en six semaines. Amélioration très notable après trois mois de traitement. A engraissé de 20 kilos. Guérison complète.

N. B. — Inutile d'ajouter que l'analyse des crachats de tous ces malades a révélé la présence de nombreux bacilles de Koch. Depuis leur guérison, nous n'avons plus constaté aucun bacille.

Observations du Dʳ Bertheau, de Paris

I. — Madame C..., 48 ans, propriétaire, arrive du Puy-de-Dôme le 27 septembre 1897.

Elle n'a pas d'antécédents de famille.

Comme antécédents personnels, elle est traitée, depuis quatre ans, pour une « bronchite chronique ».

État de la malade le jour où elle se présente à la Clinique :

L'amaigrissement et la faiblesse sont considérables ; il y a de la dyspepsie, de la diarrhée, de la dysménorrhée, des palpitations fréquentes et assez souvent des névralgies intercostales. La fièvre est presque continue, avec exacerbations vespérales marquées, la température oscille entre 38° et 39°, et le pouls entre 100 et 110.

La toux, incessante, s'accompagne de l'expectoration de crachats épais, muco-purulents, parfois teintés en rouge, et d'une dyspnée assez intense, qui s'exaspère à la moindre fatigue.

La palpation et l'inspection de la poitrine révèlent l'aplatissement de la cage thoracique.

A la percussion, on constate de la matité au sommet droit, et, à l'auscultation, une expiration prolongée, une inspiration saccadée, des craquements très prolongés, très étendus en arrière, et de l'obscurité du murmure vésiculaire en avant.

Le diagnostic est celui de la phtisie au 2ᵉ degré, intéressant tout le sommet du poumon droit.

Ce diagnostic concorde avec un premier examen bactériologique des crachats de la malade qu'avait fait faire antérieurement son médecin, le Dʳ Malsang, de Champeix, et qui avait décélé la présence de nombreux bacilles de Koch, et il est confirmé par un deuxième examen bactériologique que fait alors, sur notre demande, le Dʳ Barlerin.

Le traitement est commencé de suite, le 27 septembre 1897.

Dès la fin des huit premiers jours, les symptômes généraux et fonctionnels se sont amendés ; l'appétit est revenu ; la fièvre a diminué, et Madame C... a augmenté en poids de 1/2 kilo.

Au bout de trois semaines, cette malade n'est plus reconnaissable ; ses forces reparaissent à vue d'œil ; elle va, elle vient, elle monte les escaliers sans peine, sans essoufflement.

Vers le 25 octobre, de nouveaux examens bactériologiques répétés — le Dʳ Barlerin en fait six — sont absolument négatifs. Au septième seulement, on relève la présence de quelques bacilles de Koch, mais ces bacilles sont en très petite quantité et en voie de dégénérescence.

A cette époque, la malade a augmenté en poids de 3 kilos. et l'on ne dirait jamais qu'elle fût si atteinte un mois auparavant.

Prise de nostalgie et se croyant d'ailleurs tout à fait guérie, Madame C... n'a, à partir de ce jour, ni trêve ni repos, que son retour dans son pays ne soit décidé. Toutefois, avant de quitter Paris, elle va demander l'opinion du Dʳ Debove, qui la percute, l'ausculte et lui déclare qu'elle n'a plus rien du tout.

Dans les premiers jours de novembre, soit après six semaines de traitement, elle rentre à Champeix. Quinze jours plus tard, le 27 novembre, son médecin, le Dr Malsang, écrit pour dire qu'à son grand étonnement et à sa vive satisfaction, sa malade est complètement guérie.

Depuis, les nouvelles qu'on a eues, à diverses reprises, de Madame C... ont toujours été excellentes.

II. — Mademoiselle C..., 23 ans, célibataire, couturière. Vient à la consultation le 23 octobre 1895.

Antécédents familiaux : père mort à 24 ans de la fièvre typhoïde; mère (41 ans) a de fréquentes hémoptysies; ni frères, ni sœurs.

Antécédents personnels : peu de chose à noter, qu'un état nerveux anémique accompagné de toux avec crachats depuis le mois d'août; au 1er septembre, une hémoptysie se déclare, assez grave, pour laquelle on la soigne, et les médecins diagnostiquent une lésion du poumon gauche.

État de la malade à la première consultation (octobre 1895) :

Matité au sommet gauche en arrière;

Craquements humides aux régions sous-claviculaires et sous-épineuses;

Respiration rude, obscure aux sommets antéro-postérieurs;

Toux et crachats épais, variables, parfois hémoptysiques; toux sèche et quinteuse la nuit. Insomnies, sueurs nocturnes, inappétence rebelle, amaigrissement progressif et considérable depuis un an; le poids, de 70 kilos, est descendu à 59 ; aménorrhée de quelques mois.

Diagnostic : Tuberculose au 2e degré.

Le traitement a eu lieu régulièrement, du 1er novembre à fin février, soit quatre mois. Les signes physiques et les symptômes ont diminué promptement, et, à partir de mars, on continue quand même le traitement, comme préventif, à divers intervalles, jusqu'en décembre 1898.

Cette malade, très impressionnable, très intéressante et voulant guérir, travaillant quand même pour subvenir à ses besoins, et surtout à ceux de sa mère, était d'autant plus exposée aux rechutes, congestions, grippes, embarras gastriques, etc.

En 1897, nous l'avons revue, à peu près tous les mois, jusqu'au mois d'octobre.

Et c'est alors que nous lui avons résolument dit : « Vous êtes entièrement guérie. »

III. — M. V..., 38 ans, célibataire, garçon de recettes.

Se présente, le 23 février 1897, comme atteint de bronchite chronique depuis huit à dix ans.

Antécédents fam...ux : sœur morte à 20 ans de bronchite tuberculeuse.

Antécédents personnels : adénites cervicales et pectorales à l'âge de 30 ans. Il y a neuf ans, première hémoptysie; deuxième, moins abondante, l'année suivante. Et, depuis lors, toux et crachats caractéristiques, parfois striés de sang; a été traité pour bronchite chronique tuberculeuse.

Etat du malade à la première consultation (23 février 1897) :

A gauche, au sommet en arrière, respiration obscure, râpeuse;

Craquements secs et râles sibilants à la fosse sous-épineuse;

Respiration obscure, voilée en avant;

Toux et crachats épais, jaunâtres, hémoptysiques;

Quelques sueurs nocturnes.

Le traitement fut suivi à deux intervalles, en mars et en septembre, pendant plusieurs mois.

Au dernier examen du malade, daté du 20 octobre 1897, guérison complète.

IV. — M. R..., 49 ans, horloger.

Antécédents personnels : traité depuis trois ans chez lui ou à l'hôpital par de nombreux médecins, d'abord comme pleurétique, puis comme atteint de bronchite chronique.

Antécédents familiaux : père mort de la poitrine.

Etat du malade à la première consultation, le 5 octobre 1896 : submatité au sommet droit, en avant et en arrière; craquements secs et humides aux deux tiers supérieurs dans tout le côté. Crachats permanents, épais, jaunâtres, parfois sanguinolents, sueurs nocturnes.

Tuberculose à droite (2ᵉ degré).

Traitement régulièrement suivi pendant six mois.

Les signes stéthoscopiques et les symptômes bronchiques s'amendent progressivement.

L'aspect général devient très bon, le malade reprend 5 kilog. en trois mois. La guérison est obtenue fin avril 1897. M. R..., revu et ausculté en juin et en octobre de la même année, est toujours très bien, et l'auscultation ne révèle aucune lésion.

V. — Madame L..., 41 ans, sans profession.

Antécédents familiaux : avait 15 ans quand elle perdit sa mère phtisique, âgée de 45 ans.

Antécédents personnels : bronchite chronique à gauche depuis trois ans.

Etat de la malade à la première consultation, le 18 novembre 1896 : à gauche, en arrière, craquements humides du sommet à la base en avant, sommet cavernuleux et clapotement sous-claviculaire; crachats épais, abondants, hémoptisiques, sueurs nocturnes, amaigrissement, faiblesse, dyspepsie, etc.

Tuberculose entre le 2ᵉ et le 3ᵉ degré.

Traitement suivi pendant trois mois et demi; amélioration progressive. La malade part alors pour la Belgique en état de guérison, car à l'auscultation, craquements et râles caverneux, tout avait disparu.

VI. — Madame L..., 31 ans, sans profession.

Se présente à la consultation le 15 septembre 1896.

Antécédents familiaux : père mort d'une arthrite tuberculeuse au genou.

Antécédents personnels : pneumonie il y a quatre ans, pendant une grossesse.

Etat morbide à la première consultation : matité au sommet gauche ; craquements humides à gauche aux deux tiers supérieurs en avant et en arrière ; toux fréquente, respiration courte, haletante, crachats nombreux, épais, le matin hémoptysies répétées, dyspepsie, digestions mauvaises, amaigrissement considérable.

Bronchite chronique à gauche. Tuberculose au 2º degré.

Traitement pendant les mois de septembre et d'octobre 1895 suivi d'amélioration.

La malade est obligée d'interrompre pour aller se faire soigner en province, pendant dix mois, d'une métrite chronique grave. A son retour, sa bronchite persistant avec craquements, peut-être légèrement diminués, elle reprend le traitement de décembre 1896 à fin mai 1897. Tous les symptômes s'amendent lentement, mais avec une progression régulière. Fin mai, la guérison était entière.

Depuis lors, Mᵐᵉ L..., a repris ses forces, mange bien, digère passablement. A l'auscultation, répétée fréquemment jusqu'en ces derniers temps, la respiration est normale.

VII. — M. G..., 47 ans, maréchal-ferrant.

Vient nous consulter le 24 juin 1896.

Antécédents de famille : inconnus.

Antécédents personnels : pleurésie à gauche en avril et bronchite consécutive.

Etat morbide à la première consultation : matité générale dans tout le côté gauche ; craquements secs au sommet gauche en arrière avec souffle et râles caverneux localisés ; craquements humides antéropostérieurs disséminés ; fièvre, sueurs nocturnes, amaigrissement, inappétence, expectoration muco-purulente fréquente, hémoptysies, etc.

Tuberculose arrivée au 3º degré.

Traitement commencé en juillet, régulièrement continué jusqu'à fin octobre (quatre mois). Amélioration lentement progressive avec des variations à l'auscultation, l'état général s'amendant plus rapidement. Au 26 octobre, le malade était mieux. Très peu de crachats simplement écumeux persistent encore, avec quelques craquements très légers, tout à fait disséminés, sans aucun bruit caverneux.

Le malade part et revient cinq mois après, en mars 1897.

A l'auscultation, le côté gauche ne révèle plus qu'un très petit nombre de craquements secs et un peu plus d'obscurité respiratoire à gauche qu'à droite.

Le 10 avril, je le revois et l'ausculte : absence complète de râles, respiration presque normale, état général excellent. Je ne l'ai plus revu ; il était guéri.

VIII. — M. M..., 33 ans, employé de la régie, Côte-d'Or.

Antécédents personnels : atteint en septembre 1893 d'une bronchite pleurésie à gauche, n'a jamais cessé de tousser.

En août 1896, la toux augmente; il y a des crachats caractéristiques hémoptysiques bacillaires (l'analyse des crachats en août et en janvier les avait décelés), sueurs nocturnes, etc.

État du malade à la première consultation, le 8 mars 1897:

Sommets, gauche et droit, très obscurs ; soufle à la base latérale gauche ; craquements secs dans la fosse sous-épineuse du même côté ; à droite, quelques râles crépitants au tiers supérieur en arrière, toux et crachats, fièvre, etc.

Le traitement dura un mois. Les transfusions et inhalations furent faites avec énergie chaque fois. Et le malade, pressé de reprendre son service, nous quitta complètement guéri. (Tuberculose au 2ᵉ degré.)

IX. — Madame L..., 29 ans, couturière.

Antécédents personnels : en décembre 1891, toux sèche, hémoptysie assez forte ; en avril 1896, toux augmentée avec crachats épais, jaunâtres, striés de sang, amaigrissement de 14 kilos 1/2 en deux ans. Traitée pour bronchite.

État de la malade à la première consultation (4 juillet 1896):

matité au niveau de l'épaule droite; craquements humides au sommet et latéralement; respiration très voilée à la base.

Traitement jusqu'en décembre. Au bout de trois mois, les crachats avaient diminué et les forces revenaient. Progressivement les symptômes s'amendaient, et le 9 décembre 1896 la malade nous quittait complètement guérie. (Tuberculose au 2ª degré.)

X. — M. J..., 38 ans, garçon de salle.

Antécédents personnels : malade depuis un an, a eu une pleurésie à droite, soignée au moyen de vésicatoires, puis une bronchite consécutive, traitée par plusieurs confrères, depuis six mois, comme tuberculeuse.

État du malade à la première consultation (24 août 1896): matité au niveau de l'épaule gauche, bruits de râpe au sommet en arrière, craquements humides dans les fosses sous-épineuses et sous-claviculaires du même côté. Côté droit normal. Toux et crachats colorés hémoptysiques.

Traitement commencé fin août 1896 et fini en février 1897. Tous les signes et symptômes de la bronchite (tuberculose au 2ᵉ degré) s'étaient régulièrement amendés.

Au bout de six mois, la guérison était obtenue. J'ai revu ce malade quatre et six mois après; la guérison s'était maintenue complète.

Observations du Docteur Ducamp, de Bordeaux

I. — M. B..., Georges, 14 ans.

Cet enfant, atteint de la rougeole vers l'âge de 9 ans, était, depuis cette maladie, constamment sujet aux bronchites. Depuis lors, amaigrissement successif, perte de l'appétit, fièvre, sueurs nocturnes, crachats sanguinolents, enfin tous les symptômes de l'affection tuberculeuse.

Entré en traitement le 9 janvier 1899. A l'examen, toux sèche, crachats épais. jaunes et purulents, matité au sommet du poumon gauche, craquements, respiration rude.

Cet enfant a vu sa fièvre disparaître en une douzaine de jours, l'appétit lui revenir, les sueurs diminuer, grâce à trois transfusions par semaine, au moyen de l'électricité statitique et trois inhalations de vapeurs d'aldéhyde formique par jour.

Un mois après, disparition complète des bacilles ; l'appétit est excellent ; l'enfant ne tousse presque plus, n'a plus de sueurs nocturnes ; sa maigreur s'est sensiblement atténuée ; ses forces sont revenues, et s'il n'était un reste de toux, on pourrait le proclamer entièrement guéri.

Quinze jours après, la toux cesse complètement, et l'enfant se porte bien.

II. — Madame D..., 44 ans.

Ccommence son traitement le 9 janvier 1899. Il y a quatre ans, elle a eu une bronchite aiguë. Depuis lors, toux, crachats abondants et douleur du côté gauche de la poitrine. Hémoptysie de temps en temps. Aspect assez bon, mais grand amaigrissement. Alternatives de constipation et de diarrhée. La malade va de mieux en mieux jusqu'au 17 février ; mais à cette époque, le sommet gauche est pris de nouveau ; matité, râles humides, fièvre, anorexie.

Traitement auxiliaire : Vésicatoire volant, teinture d'iode, quinium et bromhydrate de quinine. Potion à l'acide chlorhydrique.

Dès ce moment, l'amélioration s'accentue jusqu'à la guérison complète, survenue fin mars. Comme traitement essentiel : trois transfusions par semaine et trois inhalations d'aldéhyde formique par jour.

III. — Mademoiselle C..., âgée de 4 ans.

Entre en traitement le 9 janvier 1899. Présente tous les symptômes de la bronchite bacillaire. En mars 1898, elle a eu une forte congestion pulmonaire, suivie d'une bronchite, et, en mai de la même année, une coqueluche tenace.

Les conséquences en ont été un grand amaigrissement,

une bronchite continuelle, le manque d'appétit, l'essoufflement, une grande impressionnabilité et une constipation opiniâtre.

A l'examen, empâtement du poumon droit, matité du sommet gauche, respiration dure, et quelques craquements secs dénotant absolument la présence de bacilles.

Traitement ordinaire : trois transfusions par semaine trois inhalations par jour.

Au bout de quinze jours, l'appétit est revenu, la fièvre a cessé, et l'enfant a déjà repris des couleurs. Au bout d'un mois la guérison est complète.

IV. — M. B..., âgé de 34 ans, chauffeur au chemin de fer du Midi.

A commencé son traitement le 9 février 1899. Avait eu une santé des plus robustes jusqu'en 1890, époque où il a été atteint d'influenza. Peu de temps après survient une hémoptysie abondante qui s'est renouvelée plusieurs fois par la suite. En septembre 1898, nouvelle hémoptysie, puis bronchite aiguë.

A l'examen, matité au sommet du poumon gauche, craquements humides dans la fosse sous-épineuse, toux pas très opiniâtre, crachats jaunâtres.

Diagnostic : bronchite bacillaire au 1er degré.

Traitement : trois transfusions par semaine, trois inhalations par jour.

Le 20 février, le sommet du poumon va mieux, mais un point de côté étant apparu dans la région du sein gauche, un vésicatoire a été appliqué.

Le mieux s'est fait sentir de nouveau et a persisté jusqu'à la fin de mai, époque à laquelle M. B..., guéri, a cessé tout traitement.

V. — Madame R..., tailleuse, âgée de 39 ans.

S'est toujours bien portée jusqu'en 1898. A cette époque, elle a eu la grippe; depuis lors, toux persistante, sueurs nocturnes, amaigrissement.

Entrée en traitement le 11 février 1899, elle présente à l'examen de la submatité au sommet des deux poumons; à l'auscultation, une respiration rude et quelques craquements secs aux deux sommets, avec des râles humides dans la fosse sous-épineuse gauche, râles qui se manifestent par un point de côté.

Les crachats sont blanc-jaunâtre, assez rares. Vers le milieu, bruit de pot fêlé, à la percussion; gargouillement, souffle caverneux et pectoriloquie à l'auscultation, avec quelques tintements métalliques.

Diagnostic: bronchite bacillaire au 3e degré.

Traitement: trois transfusions par semaine, trois inhalations par jour.

La malade va de mieux en mieux jusqu'à la fin de février. Après cette époque, refroidissement nouveau; exaspération de la toux, combattue par une médication auxiliaire appropriée. Toujours la médication spécifique.

Enfin, après plusieurs récidives, Madame R... est définitivement guérie et a cessé tout traitement pour aller rejoindre son mari à Tarbes, au commencement de juillet 1900.

VI. — M. G..., sans profession, 57 ans.
Commence le traitement le 16 mars 1899.
De constitution faible, il est atteint de catarrhe pulmonaire depuis quinze ans.

A son entrée en traitement, il présente à l'examen une toux opiniâtre; des crachats blanc-jaunâtre épais; de la matité au poumon gauche, de la submatité au droit; des râles crépitants aux deux sommets; des râles muqueux çà et là dans les bronches. Les crachats, soumis à l'analyse, présentent des bacilles de Koch.

Manque d'appétit, énervement, essoufflement, amaigrissement.

Traitement: trois transfusions par semaine, trois inhalations par jour.

Le sommeil qui manquait revient, l'essoufflement diminue ; l'appétit reparaît après un premier mois de traitement.

Trois mois ont suffi pour la guérison radicale.

VII. — Madame C..., couturière, 37 ans.

Entre en traitement le 6 février 1899.

Il y a treize ans, elle a eu une pleurésie. Depuis cette époque, sa santé a été mauvaise.

Deux ans avant le traitement, une hémoptysie abondante est venue la surprendre. Depuis lors, toux opiniâtre, crachats jaunâtres et souvent sanguinolents, amaigrissement considérable, fièvre lente. Tout autant de symptômes qui l'ont décidée à se mettre en traitement.

Nous prescrivons trois transfusions par semaine et trois inhalations par jour. Au bout de trois semaines, la malade a pris un peu d'embonpoint ; son appétit s'est relevé. Le teint d'abord terreux est devenu rose, l'insomnie a disparu et les sueurs nocturnes aussi.

L'examen, qui au début avait accusé de la submatité au sommet et à la base et des râles humides à la région scapulaire droite, donne une respiration moins rude, avec quelques râles sous-crépitants ; mais l'état actuel offre une amélioration.

Les crachats, ainsi que la toux sont moindres, et il n'y a plus qu'une faible quantité de bacilles.

Enfin, après plusieurs alternatives de mieux et de récidives, le mieux finit par se maintenir et vers la fin de juin, la malade était tout à fait guérie.

VIII. — Madame D..., marchande, 38 ans.

Vient nous trouver le 29 mars 1899.

Elle nous dit avoir eu une pneumonie et une péritonite à l'âge de 23 ans et accuse avoir toujours toussé depuis.

Il y a cinq ans, elle a eu une congestion pulmonaire. Depuis cette époque, elle tousse davantage et est facilement essoufflée. Appétit médiocre. La toux est fréquente, surtout la nuit. Crachats épais, abondants, quelquefois verdâtres.

A l'examen de la poitrine, submatité aux deux sommets, respiration rude et râles crépitants, surtout au sommet gauche, avec quelques râles humides, et un peu plus bas un commencement de gargouillement.

Diagnostic : bronchite bacillaire au 2ᵉ degré.

Après six semaines, la malade allant beaucoup mieux interrompt le traitement, pour le reprendre trois semaines plus tard.

Vers le 15 juin, guérie, elle cesse définitivement.

IX. — M. L... René, 4 ans.

Amené à l'Institut après la mort du père, décédé de la phtisie, et qui avait communiqué sa maladie à l'enfant, présente à l'examen : toux persistante à la suite d'une bronchite qui date de plusieurs mois; amaigrissement, impressionnabilité; manque d'appétit, et comme signe stéthoscopique, matité aux deux sommets et léger gargouillement dans la fosse sous-épineuse gauche.

Diagnostic : bronchite bacillaire au 2ᵉ degré.

Soumis au traitement spécifique, l'enfant est beaucoup mieux vers le quinzième jour. L'anorexie, la maigreur, l'insomnie ont disparu, ainsi que la fièvre lente qui les accompagne.

Au bout d'un mois, la guérison est radicale.

M. L... Georges, 25 mois, frère du précédent, également contagionné, présente les débuts de la maladie, mais moins avancés que son frère.

Guérison après un mois de traitement.

X. — Mademoiselle L...., 8 ans.

Après plusieurs bronchites successives accompagnées en dernier lieu de crachats sanguinolents, elle nous est amenée le 28 janvier 1900.

La malade a le visage pâle, elle dort peu, transpire constamment et éprouve de l'oppression.

Matité et râles crépitants aux deux sommets ; quelques râles humides au sommet gauche.

Diagnostic : bronchite bacillaire au commencement du 2ᵉ degré.

Traitement spécifique : trois transfusions par semaine, trois inhalations par jour.

Au bout de deux mois, l'enfant était radicalement guérie.

Observations du Dʳ Labadie, de New-York

I. — Madame M. B..., 32 ans, mariée.

Antécédents de famille nuls. Il y a huit ans, a eu une pleurésie à gauche.

La tuberculose s'est déclarée, il y a trois ans, à l'état aigu et généralisée. Le 24 octobre 1899, la malade est venue prendre notre traitement. Elle présentait les symptômes suivants :

Température, 100° F ; pouls, 100 ; nombre de respirations, 36 ; poids, 122 livres 1/2. Aspect très amaigri, teint jaune-bistre. Très nerveuse. Sueurs nocturnes, fièvre hectique. Les deux poumons atteints. On trouve : Poumon droit, râles crépitants et sibilants, matité dans toute la hauteur du poumon avec consolidation à la base ; Poumon gauche, à peu près les mêmes symptômes moins prononcés. Toux et crachats. L'examen bactériologique révèle la présence de nombreux bacilles de Koch. Le diagnostic est : tuberculose pulmonaire au commencement du 3ᵉ degré.

Après quinze jours de traitement, la fièvre a diminué. Le 23 novembre, les râles sont moins nombreux et les deux poumons sont décongestionnés ; les sueurs nocturnes ont disparu. Le 29 décembre, le poids a augmenté de 4 livres. L'examen des crachats par le Board of Health établit que les bacilles ont disparu. En janvier, l'amélioration continue. La malade engraisse, son teint devient très naturel, elle ne tousse plus et l'expectoration est nulle.

Au mois de mars, son mari vient nous remercier avec

effusion et nous affirme que sa femme n'a jamais été aussi belle et aussi bien portante, même dans ses meilleurs jours. Nous pouvons aujourd'hui affirmer sa guérison radicale. Elle continue néanmoins le traitement pour donner une nouvelle consistance aux poumons affectés, et gagne 20 livres. Son docteur l'avait condamnée.

II. — M. W.-H., 20 ans.

Tuberculose non héréditaire. Syphilis depuis deux ans. A eu une hémoptysie au mois de juin 1899, une pharyngite et une laryngite; a perdu de son poids et est très amaigri; se plaint de sueurs nocturnes et est très nerveux. Bacille de Koch. Nombre de respirations, 24; battements de cœur très accentués; pouls, 108; température, 98° F; poids, 116 livres. Consolidation des deux poumons plus prononcée à gauche. Adhérences à droite à la base par suite de pleurésie ancienne. Souffle bronchique au poumon gauche au centre des bronches en arrière. Murmures et râles de haut en bas aux deux poumons. Matité sous-claviculaire et en arrière aux deux poumons, ainsi qu'aux sommets.

Diagnostic : Tuberculose pulmonaire entre le 2e et le 3e degré. Traitement commencé le 9 décembre 1890; à la fin de décembre, le malade se trouve très amélioré, son appétit est revenu et il mange fort bien. Les signes physiques constatés au premier examen ont considérablement diminué. Au mois de janvier deux examens des crachats établissent qu'il n'y a plus de bacilles. Le nombre des respirations est devenu normal; de 24 il est tombé à 18. Aujourd'hui, M. W.-H., se trouve en parfait état et sa guérison est absolue, mais il suit encore son traitement tous les deux ou trois jours pour tonifier les poumons.

III. — Madame A. M., 31 ans, mariée.

Antécédents de famille nuls. Malade depuis l'année 1898, a craché du sang à cette époque. En mai 1899, a eu une bronchite avec six hémoptysies, est fort amaigrie et émaciée, a de la fièvre et des sueurs nocturnes. Très nerveuse. L'examen des crachats est fait et la présence des bacilles constatée, quand elle commence son traitement le 8 novembre. Pouls, 100; température, 99° F; nombre de respirations, 24. A l'examen physique, on a constaté la consolidation du poumon gauche avec râles crépitants et humides de la partie supérieure en avant et en arrière et de la matité. Au poumon droit : matité et consolidation en avant et en arrière, en haut.

Diagnostic : Tuberculose pulmonaire au 2° degré. Le 17 novembre, l'appétit qui était perdu est revenu, mais la malade ne commence à bien manger que quelques jours plus tard. Examinée à ce moment, par nous et par deux autres médecins, elle est trouvée très améliorée. Le 1 janvier, elle a augmenté de poids, ses poumons sont décongestionnés et il n'y reste que quelques râles ; elle se sent très bien et dans ses crachats il n'y a plus de bacilles. Vers le milieu de février, elle commence à engraisser, mange fort bien et est complètement transformée. En mai, tous les syptômes de la tuberculose ont complètement disparu. Elle va passer quelques temps au bord de la mer auprès d'une tante malade. Pendant les quinze jours qu'elle y est restée, l'amélioration s'est continuée. Grand appétit et plus de toux. Madame A. M... revient de temps en temps continuer son traitement pour bien achever la guérison et fortifier ses poumons.

IV. — Mademoiselle M..., 21 ans.

Sa mère et une de ses sœurs sont mortes de la tuberculose. Elle commence son traitement le 4 janvier. Depuis deux mois seulement, à la suite d'une bronchite, elle s'est aperçue qu'elle maigrissait, toussait et crachait un peu, n'avait pas de force et perdait l'appétit. Elle est amaigrie, pâle et a le système nerveux très impressionnable. En novembre 1899, respiration, 26; pouls. 92; température, 99° 2/5 F; poids, 104 livres 1/2. L'examen des bacilles par le Board of Health établit la présence des bacilles. Réglée en excès. Examen phy-

sique : poumon gauche, matité en avant et en arrière au
sommet avec quelques râles sibilants, murmures au centre
des bronches ; poumon droit, un peu de congestion et consolidation au tiers supérieur en arrière. Doigts un peu hippocratiques. Tuberculose héréditaire au 1er degré. Au sein droit,
la malade porte une tumeur tuberculeuse de la grosseur
d'un œuf de poule, qu'elle a depuis six ans. Le 30 janvier
1900, les râles du poumon gauche ne s'entendent plus ; il reste
seulement un souffle rude. La congestion du poumon droit a
disparu, et ce poumon a repris toutes ses fonctions. A la fin
de février, la malade est complètement transformée. Les
bacilles ont disparu avec tous les signes et symptômes de la
tuberculose. La malade a repris son appétit et semble ne
jamais avoir été souffrante. La tumeur du sein a diminué
des deux tiers. Mademoiselle M... continue son traitement
pour la réduire complètement.

V. — **Madame M. D..., 25 ans, mariée.**

Antécédents de famille nuls. Mère morte d'un cancer à
l'estomac. Père vivant en bonne santé. Pas d'enfants.

Scrofuleuse, a des ganglions au cou depuis l'âge de 2 ans.
La tuberculose s'est manifestée, il y a deux ans, à la suite
d'une pleurésie. La digestion est mauvaise et les règles sont
très irrégulières et abondantes. Doigts hippocratiques. La
malade était désespérée et avait essayé tout ce que la science
médicale possède de ressources. Au moment où nous l'exa-
minons, elle est très amaigrie et la fièvre ne la quitte pas ;
elle a des quintes de toux continuelles.

Poids, 108 livres 1/2 ; pouls, 100 ; température, 101° F ;
nombre des respirations, 24. Examen physique : les deux
poumons sont envahis ; matité aux deux sommets, en avant
et en arrière, avec de nombreux râles crépitants et humides
dans toute la hauteur ; au poumon droit en arrière un souffle
dénotant la présence d'une caverne ; sueurs nocturnes abondantes, pas de sommeil. La malade a été opérée d'un gan-
glion au cou à droite. En porte d'autres aujourd'hui. Tuber-

culose pulmonaire au 3ᵉ degré, affectant l'allure galopante depuis trois mois. Doigts hippocratiques.

Traitement commencé le 26 octobre 1899. Le 6 novembre, la malade a repris son appétit et la digestion est bonne. Le 13 novembre, les ganglions du cou ont diminué de moitié. La malade n'a plus de fièvre et son appétit est très grand. Les ongles quittent leur aspect hippocratique. Les signes physiques de l'auscultation ont beaucoup diminué. La malade est examinée le 26 par quatre médecins qui constatent une grande amélioration. Elle a engraissé et pèse 110 livres. A la fin de janvier 1900, elle présente une amélioration de 15 0/0. Les poumons ont repris leurs fonctions et on n'entend que quelques râles disséminés. La toux a presque disparu. On voit à peine les ganglions du cou dont elle souffrait avant. La malade mange et dort fort bien, ses règles se sont régularisées et elle a engraissé de 8 livres. Au mois de février, l'amélioration est extrême. Alors la malade, se croyant sans doute guérie et étant obligée de partir, ne revient plus prendre son traitement.

VI. — Madame M. K..., 23 ans, mariée.

Père mort de tuberculose, une sœur scrofuleuse. A eu un enfant mort à l'âge de 16 jours. Elle est scrofuleuse elle-même. Le 24 octobre 1899, se présente à nous pour suivre notre traitement. Examen physique : le poumon droit est congestionné, et à gauche, mais seulement au sommet, en arrière et en avant, on entend quelques râles de temps à autre. En mai et juin 1899, la malade a été opérée à droite de ses ganglions du cou, dont la cicatrice est d'un rouge intense et dépasse le niveau de la peau. Les deux jambes sont indurées et il y a à chaque jambe une ulcération tuberculeuse qui s'est produite il y a cinq semaines. La malade tousse peu, elle est grasse et a l'aspect florissant. Nombre de respirations, 24 ; pouls, 84 ; température, 93° 2/5 F ; poids, 153 livres. Tuberculose pulmonaire au 2ᵉ degré. Bacilles dans les crachats. Dès le quatrième jour du traitement, les cicatrices du cou pâlissent et reprennent la couleur normale de la peau. Le 13 novembre, la malade va fort bien, les jambes sont moins indurées et les ulcères se ferment. Le 28 novembre, à l'auscultation, faite par moi et par le médecin qui avait envoyé cette malade, on constate l'amélioration des poumons; la respiration s'entend mieux à droite et les râles à gauche ont beaucoup diminué. En décembre, les bacilles ont disparu des crachats, la malade se trouve fort bien, les poumons ont repris leurs fonctions normales et il n'y a plus que quelques souffles rudes au niveau des grosses bronches. Les jambes sont beaucoup moins indurées et les ulcères complètement cicatrisés. En janvier 1900, la malade a engraissé de 5 livres, et tous les signes physiques de la tuberculose ont disparu.

VII. — M. W. J..., 26 ans, célibataire, machiniste.

Antécédents de famille nuls. Malade depuis trois ans. A eu une pleurésie, des sueurs nocturnes, des hémoptysies. Est scrofuleux, avec ganglions au cou à droite, et porte une petite ulcération à la fourchette du sternum, qui n'a jamais pu être fermée, malgré tous les remèdes essayés.

Le malade est un tuberculeux entre le 2ᵉ et le 3ᵉ degré. Le poumon droit est consolidé à la base avec quelques râles crépitants. Au sommet, en arrière, râles humides et caverne. Aspect de tuberculose florissante. Nombre de respirations, 28; pouls, 78; température, 93° 2/5; poids, 125 livres. Bacilles dans les crachats. Traitement commencé le 10 novembre 1899. Huit jours après, le malade respire plus librement, se sent mieux et paraît plus alerte, mais est obligé d'interrompre son traitement, à cause d'une légère hémoptysie. Reprend son traitement le 27 novembre. Le 10 décembre, l'ulcération de la fourchette du sternum est cicatricée, ce que n'avait pu faire aucun remède, et les autres ganglions ont diminué de moitié. Le 27 décembre, l'amélioration est fort notable, les cavernes se cicatrisent et les râles ont beaucoup diminué. Le 12 janvier 1900, on constate qu'il n'y a plus de bacilles dans les crachats.

Les symptômes de la tuberculose ont disparu ; nous le considérons comme guéri.

VIII. — Madame M. M..., 25 ans, mariée.

Père et mère vivants. A eu une sœur morte de la tuberculose. A un frère phtisique. Est elle-même scrofuleuse A été opérée des ganglions du cou à droite, il y a deux ans. Malade depuis cette époque, a commencé à tousser à la suite d'une bronchite. A des sueurs nocturnes et de la fièvre et a beaucoup maigri. Très nerveuse, ne mange presque plus rien. Doigts hippocratiques. Tuberculose pulmonaire au 3ᵉ degré. Poumon droit : souffle caverneux sous-claviculaire s'entendant en arrière avec des râles dans toutes les régions du sommet ; consolidation de la partie inférieure, Poumon gauche : 2/3 inférieurs consolidés et quelques râles disséminés au sommet en arrière. Nombre de respirations, 28 ; pouls, 82 ; température, 99° F ; poids, 88 livres. Bacilles dans les crachats. Commence son traitement le 27 novembre 1899. Au 1ᵉʳ décembre, l'appétit est revenu, elle mange bien, se sent beaucoup mieux ; la respiration est plus libre, et l'aspect est bien meilleur ; la fièvre a disparu. Le 9 décembre, elle est reconnue très améliorée par son médecin. En janvier 1900, on ne constate plus que quelques râles disséminés, outre le souffle caverneux de droite. Dès le 20 décembre, on ne trouve plus de bacilles dans les crachats. A la fin de janvier, quand la malade cesse de suivre son traitement, elle peut reprendre son travail. Avant de suivre le traitement, cette malade perdait constamment de son poids et depuis elle n'a pas maigri. On peut la considérer comme guérie.

IX. — Mademoiselle C. P..., 22 ans, modiste.

Père mort fou. Ne sait pas de quoi est morte la mère qu'elle a perdue quand elle était très jeune. Elle a une sœur en bonne santé. Il y a quatre ans, a eu une pleurésie. Ce n'est qu'au mois d'août 1899 que la tuberculose s'est révélée et que la malade s'est mise à tousser. Commence son traitement le 20 décembre 1899. Examen physique : poumon gauche, matité ; râles humides et crépitants, souffle tubaire au sommet en avant et en arrière, le reste du poumon étant, en avant et en arrière, complètement envahi du haut en bas ; poumon droit : quelques craquements au sommet en avant. Tuberculose pulmonaire au 3ᵉ degré. Aspect florissant. Nombre de respirations, 28 ; pouls, 100 ; température, 99° F ; poids, 101 livres 1/2. En janvier 1900, la toux et les râles diminuent et la matité disparaît, dans les deux poumons. Au mois de mars, le souffle tubaire caverneux apparaît débarrassé de ses râles. La malade n'a plus de fièvre, a un excellent appétit, et se porte fort bien. Son médecin l'a examinée à ce moment et l'a trouvée complètement transformée. Vers la fin de mars, la malade n'est plus revenue, et nous l'avons perdue de vue.

X. — M. J. G..., 30 ans, célibataire, concierge.

Mère en bonne santé, père tousse depuis dix ans. Il y a deux ans, le malade a eu une bronchite ; il tousse depuis et a des sueurs nocturnes.

Examen physique : aspect florissant, consolidation et congestion des deux poumons qui ne fonctionnent plus. Tuberculose pulmonaire au 2ᵉ degré. La respiration est très gênée ; nombre de respirations, 24 ; l'appétit est mauvais et la digestion s'opère mal. Le malade a commencé le traitement le 29 décembre 1899, et ne l'a suivi que pendant un mois et demi. Au bout de quinze jours, la respiration est devenue normale, les poumons ont repris leurs fonctions. L'appétit a reparu. M. J. G... a repris son travail et au bout d'un mois on ne l'a pas revu. Son état n'était plus inquiétant et il n'a pas voulu revenir, se disant absolument guéri.

XI. — Madame M..., 42 ans, mariée ; deux enfants en bonne santé.

Antécédents familiaux nuls. A eu des bronchites successives pendant trois ans. Après ses dernières couches, en 1898, était devenue complètement anémique et chlorotique. Elle se présente à nous le 15 août 1899 très amaigrie, très étiolée et pâle. Elle est fort nerveuse, a de mauvaises digestions, des sueurs nocturnes, pas de forces, du découragement. La respiration est courte, haletante. La toux est très saccadée, les crachats sont purulents avec des bacilles de Koch en abondance. Poumon droit : matité en avant et en arrière, râles humides dans tout le sommet du poumon en avant et en arrière ; souffle bronchique. Poumon gauche très peu affecté ; au sommet, en avant et en arrière, quelques râles seulement. Tuberculose pulmonaire au 2° degré. Après quinze jours de traitement, la malade retrouve son appétit, la fièvre disparaît, ainsi que les sueurs nocturnes, et les forces reviennent. Au bout d'un mois, tous les signes physiques ont disparu ; Madame M... a augmenté de 6 livres ; ses bacilles ont disparu et elle est hors de danger. Elle continue son traitement pendant quinze jours, puis se remet à son travail et ne revient plus. Elle est guérie le 1er mai 1900 ; depuis, elle est restée en bonne santé.

XII. — M. O. C..., marié, employé dans les constructions, 42 ans, un fils en bonne santé ; antécédents de famille nuls.

A eu une première bronchite en 1898 et une autre au commencement de l'hiver 1899 ; depuis il ne s'est pas remis complètement et tousse. Amaigri, l'appétit perdu, il accuse des douleurs dans la poitrine, surtout aux épaules. A l'aspect fort, mais le teint jaune, une figure fatiguée ; il est très impressionnable et découragé. Matité avec craquements et râles sibilants au sommet du poumon droit, en avant et en arrière ; consolidation de la partie inférieure en avant. Poumon gauche : râles sibilants avec matité et quelques ronflements de bas en haut et en arrière. La respiration est courte.

Tuberculose pulmonaire au 2ᵉ degré. Traitement commencé le 24 mars. Au bout de quinze jours, la respiration est devenue normale, et les douleurs de la poitrine ont cessé. Le malade se sent beaucoup mieux et les râles diminuent. Le 1ᵉʳ mai, tous les signes de la phtisie ont disparu ; la toux fait complètement défaut, le malade se trouve fort bien, et, malgré nos instances, il cesse son traitement et nous quitte avec le sentiment qu'il est guéri.

Avant de se faire traiter, ce malade avait voulu entrer dans une Société de secours mutuels et il avait été refusé par le médecin examinateur. Le 15 mai 1900, il est allé de nouveau se faire examiner pour faire partie de la même société et il a été accepté comme étant en parfaite santé.

XIII. — M. G. D..., 42 ans, marié, dessinateur.

Antécédents de famille nuls. A eu une pleurésie et une bronchite à l'âge de 15 ans. En 1889, a eu une autre bronchite. Il y a un mois seulement, a senti ses forces et son appétit se perdre. Tousse le matin. Son aspect est florissant, quoique sa figure soit pâle et fatiguée. Il est très nerveux, a des palpitations de cœur et des sueurs nocturnes profuses. Ses crachats sont purulents. Température, 89°2/3 F, pouls, 95 ; respiration, 24. Traitement commencé le 19 décembre 1899. Examen : matité à gauche au sommet du poumon, en avant et en arrière, avec congestion et craquements ; le poumon droit est indemne. Tuberculose pulmonaire au 1ᵉʳ degré. Au bout d'un mois et demi, le traitement a fait son effet. Plus de fièvre, plus de toux ni de crachats ; les sueurs ont disparu et la respiration est normale, mais le malade rechute (il a l'influenza). Au bout d'un autre mois de traitement, tous les signes physiques de la tuberculose ont radicalement disparu, et M. G. D... nous quitte guéri et engraissé de 15 livres

XIV. — Madame G. D..., 25 ans, modiste, femme du précédent.

A un frère et une sœur vivants loin d'elle et qui toussent

depuis longtemps. Traitement commencé le 26 décembre 1899.
A l'auscultation, on constate des craquements au sommet du
poumon droit avec matité de la région en avant et en arrière.
La malade tousse le matin, se sent souffrante depuis environ
trois mois, a perdu ses forces. Sa respiration est très gênée.
Elle a de la laryngite et de la pharyngite chroniques. L'analyse des crachats révèle des fibrilles élastiques et par conséquent des bacilles. Pouls, 103 ; température, 100° F ; respiration, 26. Au bout d'un mois de traitement, la malade était
fort améliorée, quand elle a rechuté à la suite d'une bronchite prise en s'exposant à la neige ; a suivi à nouveau son
traitement pendant deux mois et a été complètement guérie ;
tous les signes physiques de la tuberculose ont disparu. Disparition des fibrilles élastiques, des bacilles, et augmentation
de poids de 12 livres.

XV. — M. J.-H. O'B..., 25 ans, voyageur de commerce.

Antécédents de famille nuls. Il y a dix ans, a eu un rhumatisme articulaire et un érysipèle, et il y a trois ans, une
pleuro-pneumonie à gauche ; il tousse depuis. Est amaigri ;
a perdu 17 livres en un an. Teint gris jaunâtre. Caractère
fort irritable. Palpitations cardiaques. Appétit très faible :
respiration courte, saccadée ; toux fréquente, le matin surtout, nulle la nuit ; crachats jaunâtres, quelquefois sanguinolents. Matité aux deux tiers supérieurs à droite et au tiers
supérieur à gauche ; caverne au sommet droit, et quelques
râles muqueux à gauche, râles nombreux divers, petite caverne en arrière et au centre. Tuberculose pulmonaire au 3e degré. Quatre médecins avaient abandonné le malade disant
qu'il ne pouvait vivre deux mois. Traitement commencé le
1er septembre 1899, et, le 30 de ce mois, suspendu pendant plusieurs jours à cause d'une hémoptysie. Le 15 octobre, le malade a augmenté de 3 livres, se sent mieux depuis qu'il a
repris son traitement. Sa respiration est bonne et plus libre ;
il a meilleure mine, il est fort, mange bien, n'a plus

de douleurs ; il a moins de râles, tousse et crache peu. En novembre, l'amélioration continue. Fin décembre, tous les signes ont disparu, le malade se considère comme guéri et cesse son traitement.

XVI. — M. II. P..., 25 ans, garçon de café, marié.

Antécédents de famille nuls. A vécu chez une belle-sœur morte tuberculeuse. A eu une première hémoptysie il y a six ou sept ans ; une deuxième il y a trois ans et une dernière il y a un an. Sueurs nocturnes, depuis un mois surtout ; poids diminué. Depuis un mois, se sent très affaibli, ne mange presque plus rien, ne dort pas bien. C'est le 31 octobre 1899 que le malade vient nous trouver. Il est pâle amaigri, surmené, très impressionnable. Palpitations exagérées du cœur, toux ; matité aux deux sommets, surtout à gauche ; congestion des deux poumons sur toute leur surface ; râles crépitants et humides aux deux sommets, surtout à gauche. Respiration courte. Tuberculose pulmonaire au 2e degré. Traitement suivi pendant deux mois, au bout desquels le malade avait engraissé, recouvré l'appétit et le sommeil. Tous les signes physiques constatés le premier jour avaient complètement disparu. Guérison complète.

XVII. — Madame II. S..., 35 ans, modiste.

Père et mère vivants, antécédents de famille nuls. Depuis l'âge de 5 ans, après avoir eu la coqueluche, est restée délicate. Bronchite il y a quinze ans. Vient nous consulter le 23 janvier 1900. Il y a six mois, a eu de la fièvre et des sueurs nocturnes. Elle est amaigrie, a une pharyngite et une laryngite chroniques à la suite desquelles elle est restée sourde du côté droit. Elle est très nerveuse et a des douleurs constantes de ce côté et à l'oreille, ce qui l'empêche de dormir. Elle a de la dyspepsie ; tousse le matin et dans la journée. Ses crachats sont bacillaires. Auscultation : poumon droit, quelques râles au sommet, en arrière ; souffle bronchique ; même état au poumon gauche où la lésion est plus prononcée. Tuberculose pulmonaire au 2e degré.

La malade commence le traitement le 23 janvier. Dès le troisième jour de traitement, les douleurs de l'oreille disparaissent et la malade peut dormir et reposer, ce qu'elle n'avait pu faire depuis longtemps malgré les médicaments prescrits par trois spécialistes qu'elle avait consultés successivement.

A la seconde semaine de traitement, l'ouïe revient et la malade entend une montre à la distance d'un mètre (1m 1/2 du côté sain); à la fin de la troisième semaine, elle entend également des deux côtés. A l'auscultation les râles ont beaucoup diminué; la toux aussi et l'appétit est revenu. La malade reprend des forces (à ce moment-là elle est obligée de travailler) et ne suit son traitement que très irrégulièrement, le reprenant pendant deux ou trois semaines, pour le cesser dès qu'elle se trouve bien.

Elle déclare qu'elle est guérie; elle demande qu'on la laisse dorénavant vaquer à ses occupations.

XVIII. — Madame L. T..., 35 ans, sans profession.

Malade depuis 6 ans. Très impressionnable. Pouls, 84°; température, 100°1/5· respiration, 20. Toux modérée, crachats jaunes, abondants le matin. Nombreux râles au côté droit, avec consolidation de tout le poumon. Tuberculose au 1er degré. Traitement commencé le 3 août 1899. Le 5 septembre la toux disparaît, il n'y a plus de râles, plus d'expectoration, plus de fièvre, et, après un traitement d'un mois, la cure est complète. La malade a engraissé et a un excellent appétit.

XIX. — Mademoiselle C. G..., 41 ans, sans profession.

Sœur de la précédente. A eu une pneumonie à l'âge de 4 ans et la fièvre typhoïde il y a six ans. Tousse depuis vingt ans. Est très amaigrie, très impressionnable. Pouls, 90; température, 100° F.; respiration, 24. La toux est fréquente, surtout le matin, l'expectoration abondante et jaunâtre. Nombreux râles et cavité au sommet des deux poumons. La lésion est plus étendue à gauche. Tuberculose pulmonaire au 3° degré.

La malade a eu d'abondantes hémoptysies. Dans les crachats, on constate de nombreux bacilles et des fibres élastiques. Le traitement commence le 3 août 1899 ; le 26 du même mois, l'amélioration est considérable ; la toux et l'expectoration ont disparu et la malade a gagné 4 livres. En octobre, elle gagne 6 livres et les cavités se cicatrisent. En fait, l'aspect de . la malade a beaucoup changé et Mademoiselle C. G... semble n'avoir pas été atteinte ; elle a gagné encore 4 livres et elle est obligée de faire élargir ses robes. L'analyse des crachats dénote la disparition des fibrilles élastiques, mais il y a encore quelques bacilles, qui s'en vont peu à peu. Le traitement se continue.

XX. — M. J. L..., 28 ans, employé.

A toujours été délicat, surtout depuis qu'il a eu la fièvre typhoïde, en 1890. S'est exposé au froid et à la pluie en 1892 ; une laryngite et une bronchite furent les conséquences de cette imprudence. A eu des hémoptysies, a perdu 36 livres en deux ans. Pouls, 90 ; température, de 98 à 101° F. Sueurs nocturnes et palpitations cardiaques. L'auscultation révèle un souffle tubaire à gauche et en arrière, et des râles crépitants. Congestion du poumon gauche dans presque toute sa hauteur, matité à droite, moitié supérieure avec des râles ronflants et sibilants. On croit distinguer des cavités dans les deux poumons. Tuberculose au 3ᵉ degré. Laryngite chronique. Traitement commencé le 5 août 1899. Le 21 septembre, il y a amélioration, les râles ont diminué, les sueurs nocturnes ont cessé ; les forces reviennent. Le malade tousse et crache moins, et il a engraissé de 5 livres. Le 20 octobre, les râles ont complètement disparu du poumon droit, et le gauche est entièrement décongestionné ; il y a encore quelques râles crépitants et le souffle caverneux. L'analyse des crachats avait révélé la présence de fibrilles élastiques et de nombreux bacilles de Koch. Maintenant on constate la disparition des fibres élastiques et la présence seulement de quelques bacilles. Le malade se sent si bien qu'on ne peut le retenir et qu'il nous quitte malgré nous.

XXI. — Mademoiselle L. B..., 21 ans. Tuberculose héréditaire.

La mère et deux sœurs sont mortes de tuberculose ; père tuberculeux. La malade est prise il y a sept ans. En 1895, a eu les glandes salivaires enlevées, a perdu beaucoup de son poids depuis un an. Fièvre hectique et sueurs nocturnes. Matité au sommet du poumon droit ; sub-matité au sommet du poumon gauche avec râles en arrière ; consolidation et congestion du poumon droit ; souffle au sommet. Les crachats révèlent la présence de bacilles de Koch. Tuberculose pulmonaire au 2º degré.

Traitement commencé le 13 septembre 1899. Vers le milieu d'octobre, la malade paraît absolument transformée. Tous les symptômes de la tuberculose ont disparu ; il n'y a plus de fièvre, plus de sueurs nocturnes ; les poumons ont repris leurs fonctions normales ; il n'existe plus de râles, ni de matité. La malade a un excellent appétit et a gagné 16 livres. Onze examens successifs des crachats ont été faits, sans qu'on ait pu y constater la présence de bacilles. La malade a été renvoyée chez elle. Le Dr Callaway, médecin de sa famille, nous écrit que nous lui avons sauvé la vie. Il l'avait condamnée.

XXII. — M. J. S. C..., âgé de 16 ans.

Ce malade nous a été envoyé par son médecin. A eu une sœur morte de la tuberculose. A été malade pendant deux ans. A l'examen on trouve : matité aux deux tiers supérieurs des deux poumons, et nombreux râles en avant et en arrière sur toute la surface des deux poumons. Tuberculose au 2º degré. Les crachats examinés démontrent la présence d'un nombre modéré de bacilles de Koch. Pouls, 90 ; température 99º F ; poids, 124 livres 1/2. Myocardite chronique. Traitement commencé le 15 août. Le 13 septembre, après un traitement de quatre semaines, la percussion est normale des deux côtés. Les râles ont disparu et tout semble rentré dans les conditions normales. Le malade est complètement transformé,

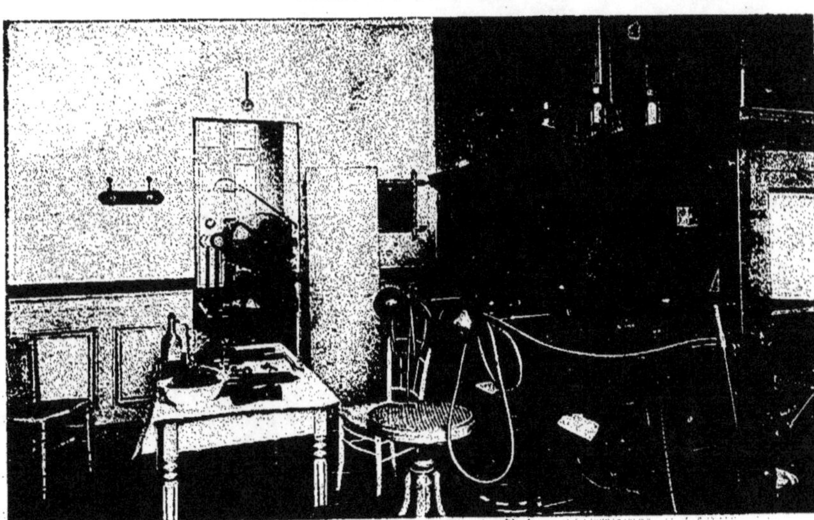

Institut Crôtte — Paris
Salle de Transfusions

a augmenté de poids, son appétit est excellent et il n'a plus de symptômes de tuberculose. Son médecin nous écrit une lettre de remerciements, en constatant que nous avons sauvé son malade.

XXIII. — M. F. P. S..., 24 ans, employé.

Antécédents de famille nuls. A commencé à tousser, a perdu son appétit et a maigri depuis un an. Il y a six mois, a eu une hémoptysie très rebelle. Au sommet du poumon droit, on trouve des râles sous-crépitants et à gauche de la matité au sommet, avec de nombreux râles sous-crépitants sur toute la face des deux poumons. Température normale. Pouls, 80. Tuberculose pulmonaire avec bacilles, entre le 1er et le 2e degré. Le traitement commence le 11 août 1899. Dès la première semaine, le malade reprend son appétit, se sent plus fort et augmente de poids. Après un mois, il a entièrement recouvré ses forces; il recommence à travailler et ne veut pas suivre le traitement plus longtemps, disant qu'il n'est plus malade, et malgré nos instances il nous quitte. Son amélioration est telle qu'on peut le considérer comme guéri.

XXIV. — Madame S. F..., 19 ans,

Rien à noter dans la famille. A commencé à être malade en 1898, a perdu de son poids et est anémique. Poids, 118 livres; pouls, 90; température, 100° 1/2 F.; respiration courte. Toux fréquente, matité des deux côtés, nombreux râles et souffles aux deux poumons. Ces signes sont plus prononcés à droite qu'à gauche. Tuberculose pulmonaire entre le 2e et le 3e degré. Les crachats contiennent des bacilles de Koch. Traitement commencé le 23 août 1899. Le 10 septembre, les râles ont cessé presque complètement. La malade a meilleur aspect. Le 12 septembre, elle a augmenté de 2 livres. Au bout de quelque temps elle ne veut plus continuer son traitement; elle affirme qu'elle est guérie. Nous constatons qu'elle est hors de danger et qu'elle sera bientôt guérie.

XXV. — M. R. P..., 47 ans, tapissier.

Rien à noter dans la famille. Il y a deux ans, a eu une bronchite et une hémoptysie ; il tousse depuis. En décembre 1898, il a eu la grippe, ce qui active sa maladie. En février dernier, il a eu une nouvelle hémoptysie qui a duré treize jours ; il est très amaigri et a des sueurs nocturnes. Respiration courte. On trouve, à l'examen, de la matité au sommet des deux poumons, en avant et en arrière ; des cavités aux deux poumons, et de nombreux râles aux deux côtés. Le poumon droit est plus malade que le gauche. Fibrilles élastiques dans les crachats et bacilles. Tuberculose pulmonaire au 3e degré. Traitement commencé le 24 août 1899. Le 15 septembre, le malade a gagné 2 livres, sa respiration est plus libre, il se sent plus fort. Le 3 octobre, les râles diminuent, l'expectoration aussi ; le malade a meilleur appétit. Le 5 novembre, les râles ont à peu près disparu à gauche, la respiration est tout à fait libre et les forces augmentent graduellement. Les bacilles diminuent dans les crachats. En décembre, l'amélioration continue rapide et au poumon gauche tous les râles ont disparu.

A cette époque, le malade nous quitte pour rentrer dans sa famille ; il est complètement guéri.

Observations du Dr Hatch, de New-York, recueillies en 1900 et 1901

I. — Madame Marie B..., 32 ans.

Père en bonne santé, mère morte, il y a plusieurs années, d'une maladie du foie. A eu un frère et deux sœurs décédés tous les deux, et dont la cause de la mort est inconnue. Elle a deux enfants en bonne santé, mais ses couches ont été très laborieuses. Elle est fort maigre, et elle a le teint blafard. Poids, 122 livres 1/2 ; pouls, 100 ; température, 100° F ; respiration, 36. Elle a un assez bon appétit, mais elle est constipée. Sa menstruation est régulière. Atteinte d'une pleurésie, il y a huit ans, à la suite d'un refroidissement, elle a toussé et craché pendant deux ou trois ans. L'examen des crachats révèle la présence de bacilles tuberculeux. Les deux poumons sont affectés, présentant des râles crépitants et quelques signes de congestion. Il y a des crachats striés de sang, mais pas d'hémorrhagies.

Au bout de quatre mois de traitement, les bacilles disparaissent des crachats. La malade ne tousse plus ; ses poumons sont cicatrisés, elle n'a plus de râles, plus de signes de congestion, son poids augmente de 10 livres.

Au bout de six mois, elle est complètement guérie. Je l'ai vue dernièrement, elle jouit d'une très bonne santé.

II. — Madame Angelina M..., 31 ans.

Père mort du mal de Bright ; une sœur morte d'un cancer à l'estomac ; elle a eu deux enfants dont l'un est mort d'une maladie de foie et l'autre de troubles intestinaux à l'âge de deux mois. A été atteinte, il y a environ six ans, d'une bronchite qui est l'origine de sa maladie actuelle. Sueurs nocturnes, toux et crachats abondants ; hémorrhagies. A maigri ; nerveuse et impressionnable. L'examen microscopique des crachats révèle la présence de bacilles tuberculeux. Respiration, 24 ; pouls, 100 ; température, 99° F ; poids, 93 livres ; digestions irrégulières, menstruation normale. Consolidation du poumon droit avec râles crépitants, matité à la percussion au lobe supérieur en avant et en arrière ; au poumon gauche, matité et consolidation en avant et en arrière du sommet.

Après six mois de traitement, les sueurs nocturnes et la fièvre disparaissent entièrement, il n'y a plus d'hémorrhagies ; le poids de la malade a augmenté de 10 livres et elle retourne dans son pays. Je l'ai vue depuis son retour, elle ne se souvient plus d'avoir été malade ; elle est complètement guérie.

III. — Mademoiselle Célia G..., 11 ans.

A eu une sœur atteinte de tuberculose (Madame Ida T...) ; avait eu la fièvre typhoïde il y a six ans et une pneumonie à l'âge de 4 ans; a souffert plus ou moins des poumons depuis sa pneumonie. Elle était pâle et amaigrie. Poids, 103 livres; pouls, 190; température, 100°F; système nerveux fort impressionnable; appétit bon, digestion passable, quoque tendance à la constipation; règles normales; forte toux, surtout le matin; nombreux crachats dont l'examen microscopique annonce la présence de bacilles tuberculeux; à l'auscultation, on trouve une caverne au sommet des deux poumons. Après huit mois de traitement, tous les symptômes disparaissent, et la malade retourne chez elle, en Pensylvanie, très bien portante.

IV. — Madame Ida T..., 35 ans.

Sœur tuberculeuse (Mademoiselle Célia G...); a été malade pendant dix ans et opérée, il y a cinq ans, à la suite d'une descente de matrice; a toussé pendant six ans environ. Son aspect est assez bon, son poids de 137 livres, mais elle est nerveuse et impressionnable; a une respiration de 20; un pouls de 84; une température de 101°F; digestions bonnes. Après son opération, il y a cinq ans, a souffert d'une tumeur utérine, problablement un fibrôme, qui s'est tellement développée que la conférence de l'abdomen était de 37 pouces. Menstruation régulière. Râles humides de bronchite au côté droit, et à l'examen microscopique des crachats, bacilles tuberculeux.

Au bout de huit mois, la circonférence abdominale est réduite à 33 pouces, la toux et l'expectoration ont complètement cessé, ainsi que les râles. La malade s'en va avec sa sœur, Mademoiselle Célia G..., absolument guérie.

V. — Mademoiselle Marguerite H..., 33 ans.

Frère mort d'une maladie de cœur; mère morte à 58 ans, de cause inconnue; a été atteinte, il y a huit ans, d'un très mauvais rhume dégénéré en pleuro-pneumonie; a toussé depuis lors; n'a pas de sueurs nocturnes et d'hémorrhagies, mais son poids a considérablement diminué. Son aspect est malingre et pâle; elle est très nerveuse. Respiration, 24;

pouls, 88; température, 99°/5 F; digestions bonnes, mais constipation; menstruation régulière. A l'examen microscopique des crachats, on trouve des bacilles tuberculeux. Les deux poumons ont une caverne de chaque côté; des râles humides sont perçus un peu partout à droite et à gauche.

Au bout de huit mois de traitement, tous les symptômes disparaissent et la malade était guérie.

VI. — M. Arthur M..., 19 ans, célibataire.

Père et mère en bonne santé; un frère et une sœur en bonne santé, mais un frère mort de la tuberculose; a été malade pendant plus d'un ans à la suite d'un refroidissement. Hémorrhagies, fièvre et sueurs nocturnes; aspect assez bon; respiration, 20; pouls, 80; température, 100° F; digestions bonnes. Consolidation de tout le poumon droit, avec râles crépitants et humides à la partie postérieure; consolidation du poumon gauche au sommet, avec râles crépitants et sous-crépitants.

Après une période de huit mois, tous les symptômes disparaissent et le malade part guéri.

VII. — Mademoiselle Marguerite F..., 21 ans.

Mère morte de la tuberculose, un frère et une sœur également morts de cette maladie. A perdu de son poids pendant deux ou trois mois; éprouve une très grande fatigue, tousse et crache un peu, n'a jamais eu de sueurs nocturnes ni d'hémorrhagies; son aspect est malingre et pâle; elle est très nerveuse et impressionnable. Respiration, 20; pouls, 93; température, 99° 2 F; poids, 104 livres 1/2. Appétit défectueux, constipation, menstruation régulière, mais ménorrhagie qui a duré environ cinq jours. L'examen microscopique des crachats révèle la présence de quelques bacilles tuberculeux. Au poumon gauche, matité à la percussion en avant et en arrière et au sommet, avec quelques râles sibilants en avant et en arrière au centre des grosses bronches. Au poumon droit, congestion légère au tiers supérieur en avant et consolidation.

Au bout de cinq mois, tous ces symptômes ont disparu et la malade est guérie.

VIII. — M. Walter G. B..., 24 ans, célibataire.

Père et mère en bonne santé, frère et sœur également en bonne santé. Il y a un an environ, fut atteint d'un refroidissement assez grave à la suite d'une course à bicyclette; n'a jamais eu d'hémorrhagie, mais probablement a été atteint de bronchite et de pleurésie au moment de son refroidissement. Aspect bon. Nervosisme. Respiration, 20; pouls, 92; température, 99° F; digestions faciles. Poumon droit entièrement consolidé en avant et en arrière; poumon gauche un peu congestionné en avant et en arrière.

Après quatre mois de traitement, très grande amélioration, mais M. Walter G. B... s'en va avant sa guérison complète.

IX. — M. Walter S..., 25 ans, célibataire.

Père mort de pneumonie à 56 ans; mère en bonne santé. Sueurs nocturnes et fièvre; douleurs considérables au centre du sternum et au sommet des grosses bronches du poumon droit; aspect assez bon; mais malade très nerveux et impressionnable; respiration, 18; pouls, 104; température, 98° F; poids, 132 livres; digestions faciles. Poumon gauche : matité à la percussion au sommet et consolidation du reste du poumon avec souffle à la base. Cœur très irritable, murmure systolique. Battements précipités. État très amélioré au bout de trois mois de traitement, mais le sujet nous quitte avant d'être complètement guéri.

X. — M. M..., 40 ans.

A eu beaucoup d'hémorrhagies pendant ces six dernières années; aspect très pâle; très nerveux; poids, 142 livres 1/2; respiration, 28; pouls, 112; température, 99° F. Poumon droit complètement atteint, offrant des râles crépitants et incapable de remplir ses fonctions plus longtemps; poumon gauche congestionné à la base avec matité au sommet.

L'examen microscopique des crachats révèle la présence de bacilles tuberculeux.

Très grande amélioration au bout de deux mois de traitement. Mais M. M... nous quitte avant d'avoir assuré sa guérison.

XI. — Mademoiselle Annie L..., 25 ans.

Père mort de la tuberculose ; mère, frères et sœurs en bonne santé. Atteinte de la grippe il y a deux ans, est toujours un peu souffrante depuis cette époque ; crachements de sang ; sueurs nocturnes et fièvre hectique ; perte de 35 livres en un mois ; pèse 108 livres et demie au commencement du traitement ; aspect malingre ; beaucoup de nervosisme ; respiration, 24 ; pouls, 92 ; température, 99° F ; digestions mauvaises ; constipation : menstruation normale. Au poumon droit, congestion en avant, et quelques râles humides au sommet ; au poumon gauche, râles crépitants au centre des bronches, ainsi qu'au sommet en avant et en arrière. L'examen microscopique des crachats montre de nombreux bacilles tuberculeux.

Guérison complète après un traitement de cinq mois.

XII. — Madame Victor S..., 34 ans.

Père mort de vieillesse. M. S... croit que la mère de Madame Victor S... est morte de la phtisie. Atteinte d'une bronchite il y a sept ou huit ans, a toujours été malade depuis cette époque ; toux et expectoration considérables ; fièvre hectique, mais pas de sueurs nocturnes ; aspect assez bon, mais nervosisme et impressionnabilité ; respiration, 20 ; pouls, 30 ; température, 99° F ; digestions très bonnes ; menstruation irrégulière pendant sept mois. Poumon droit consolidé à la base avec matité au sommet et au milieu de la bronche droite ; râles sibilants qui vont d'avant en arrière ; au poumon gauche, respiration précipitée. Pharyngite et laryngite chroniques. A l'examen microscopique, bacilles tuberculeux dans les crachats.

Tous ces symptômes disparaissent au bout de six mois de traitement, et la malade s'en va complètement guérie.

XIII. — M. E. C..., 27 ans.

Père et mère vivants; atteint d'une bronchite il y a quatre ans; a un aspect excellent et est impressionnable, mais pas très nerveux. Respiration, 18; pouls, 82; température, 99° F; digestions bonnes. Au poumon droit, râles sibilants au sommet en avant, et traces anciennes de pleurésie; au sommet du poumon gauche, lésion, cause de la présence de sang dans les crachats. Toux pénible et crachats épais, parfois striés de sang; sueurs nocturnes et fièvre hectique.

Au bout de cinq mois de traitement, l'état de M. E. C... s'était très amélioré, mais il nous quitte avant sa guérison complète.

XIV. — Madame P. S..., 31 ans.

Atteinte de bronchite, il y a un an, à la suite d'un gros rhume; sueurs nocturnes et fièvre hectique, cœur irritable. Les deux poumons sont consolidés avec râles sibilants et crépitants. Crachats abondants, infestés de bacilles tuberculeux. Grande amélioration après trois mois de traitement, mais la malade nous quitte avant que sa guérison ne soit achevée.

XV. — M. J.-J. B..., 28 ans.

Père et mère en bonne santé; atteint d'une bronchite il y a trois ans; aspect amaigri; sueurs nocturnes, fièvre et hémorrhagies. Les deux poumons sont affectés; caverne au sommet du poumon droit.

Le malade nous quitte après un traitement de trois mois.

XVI. — Mademoiselle E. L..., 23 ans.

Deux tantes et un oncle morts de consomption; mère morte de la fièvre typhoïde; a encore son père. Douleurs au côté gauche de la poitrine, il y a deux ans; pleurésie; toux et sueurs nocturnes. Consolidation du poumon droit au sommet et au lobe supérieur; poumon gauche congestionné au lobe supérieur; tuberculose au 1er degré.

La malade a suivi le traitement pendant deux mois, et son état de santé était fort amélioré, mais elle nous a quittés avant d'être entièrement guérie.

XVII. — Mademoiselle Eugénie M..., 13 ans.

Mère tuberculeuse; nerveuse et impressionnable: n'est pas encore réglée. Matité à la percussion au sommet des deux poumons; consolidation à la base du poumon droit. Bacilles tuberculeux dans les crachats.

La malade nous quitte après deux mois de traitement Son état s'est grandement amélioré,

XVIII. — M. Percy L..., 31 ans.

Père mort d'un cancer à la langue; mère morte à 53 ans, et cause de cette mort, inconnue. Gastrite à la suite d'un gros rhume contracté il y a dix ans; il y a deux ans, bronchite. Depuis, toux, expectoration légère; pas de sueurs nocturnes ni de fièvre. Consolidation du poumon droit du sommet à la base; poumon gauche congestionné de la base au sommet. Bacilles tuberculeux dans les crachats.

La malade se portait beaucoup mieux après un traitement de trois mois; mais s'en va avant sa guérison complète.

XIX. — M. Wm. A..., 22 ans.

Bronchite au côté droit, il y a quatre ans; congestion du côté gauche au lobe supérieur il y a huit mois; matité au sommet en avant au poumon droit; râles sibilants au poumon gauche et matité au sommet; bacilles tuberculeux dans les crachats à l'examen microscopique. Très grande amélioration après quatre mois de traitement, époque où le malade nous quitte.

XX. — Madame Marie E. B..., 43 ans.

Pleurésie au côté droit. il y a six mois; légèrement amaigrie, nerveuse et très impressionnable; fièvre et sueurs noc-

turnes ; menstruation irrégulière ; poumon droit complètement congestionné, râles humides et sibilants devant et
derrière, poumon gauche complètement consolidé ; souffle
tubaire au sommet : cinq hémorrhagies, dont trois le même
jour, représentant une perte d'un litre ; cancer à l'estomac.

Au bout de cinq mois de traitement, tous les symptômes
des poumons ont disparu et la malade a gagné en poids ; elle
est guérie de sa tuberculose, mais elle souffre toujours de
son cancer à l'estomac. Les hémorrhagies ont cessé depuis
le premier jour du traitement.

XXI. — Madame R. B..., 27 ans.

Père mort de consomption, a encore sa mère ; bronchite
il y a deux ans ; toux, fièvre et sueurs nocturnes depuis
cette époque. Bacilles tuberculeux dans les crachats. Consolidation du poumon droit en arrière et en bas, congestion au-
dessus ; adhérences pleurales en bas au poumon gauche avec
consolidation à la base et congestion au sommet ; râles au
côté gauche pendant l'expiration.

La malade est complétement guérie au bout de huit mois
de traitement.

XXII. — M. John A. G..., 30 ans.

Mère morte de consomption ; bronchite au côté droit, il y
a un an. Au poumon droit, matité au sommet en avant et en
arrière avec râles sibilants et pleurésie à la base ; au poumon
gauche, point obscur au sommet qui ne fonctionne pas.
Bacilles tuberculeux dans les crachats. Tous les symptômes
disparaissent après cinq mois de traitement et le malade est
tout à fait guéri.

XXIII. — Madame Sarah N. A..., 59 ans.

Bronchite au côté droit il y a quatre ans ; pleurésie ; toux
depuis cette époque ; crachements de sang ; sueurs nocturnes et fièvre. Consolidation du poumon droit sur toute son
étendue, râles crépitants humides avec adhérences pleurales
à la base ; poumon gauche : râles crépitants au sommet

avec consolidation de la base et souffle tubaire. Amélioration très sensible après un traitement de quatre mois, mais la malade nous quitte avant sa complète guérison.

XXIV. — Madame Thérèse F..., 24 ans.

Tuberculose au 3° degré, affectant les deux poumons; suit le traitement pendant deux mois et nous quitte avec une grande amélioration dans son état.

XXV. — M. James A... T..., 34 ans.

Mère en bonne santé; père mort de consomption. Tuberculose au 3° degré très avancée : cavernes dans les deux poumons, et tuberculose des intestins.

Le malade suit le traitement pendant quatre mois et obtient une amélioration très remarquable, mais il nous quitte avant d'être tout à fait guéri.

XXVI. — Madame Marthe F..., 25 ans.

Père, frère et deux sœurs en bonne santé; mère morte de consomption. Atteinte de bronchite, il y a trois ou quatre ans; depuis cette époque, hémorrhagies, sueurs nocturnes et toux. Bacilles tuberculeux dans les crachats à l'examen microscopique. Appétit bon et digestions faciles; tumeur aux ovaires, opérée il y a six ans; suppression des règles depuis lors. Poumon droit entièrement congestionné; poumon gauche congestionné à la région des bronches et cicatrisation d'une lésion ancienne au sommet en cet endroit.

La malade suit le traitement pendant quatre mois au bout desquels tous ses symptômes ont disparu. Elle est alors complétement guérie.

XXVII. — Mademoiselle Hayes W..., 23 ans.

Mère et frère morts de phtisie galopante; sa sœur, que nous avons refusé de traiter, est morte de congestion il y a un mois; pleurésie à la suite d'un gros rhume contracté il y a environ deux mois et bronchite, la maladie survenue probablement deux ans auparavant à la suite d'un rhume car elle tousse et crache depuis cette époque ; sueurs nocturnes. Poumon droit : matité au sommet, congestion et râles sibilants à la partie supérieure, pleurésie à la base ; poumon gauche, matité sur une petite surface au sommet ; bacilles tuberculeux dans les crachats.

Tous les symptômes disparaissent après un traitement de quatre mois. La malade est tout à fait guérie.

XXVII. — M. John G..., 37 ans.

Cas très grave de tuberculose au 3e degré avec complication du côté du cœur. Amélioration sensible au bout de deux mois de traitement, mais M. John C... nous quitte.

XXIX. — Mademoiselle Ida W..., 16 ans.

Une de ses sœurs est morte de consomption, une autre en est atteinte. Tousse et crache à la suite d'un rhume contracté il y a quatre ans. Congestion des deux poumons au sommet avec râles sibilants. Bacilles tuberculeux dans les crachats. Sueurs nocturnes et fièvre, mais pas d'hémorrhagies.

Disparition de tous ces symptômes après un traitement de quatre mois ; aujourd'hui guérison complète.

XXX. — Madame Geneviève L..., 29 ans.

L'une de ses sœurs est morte de consomption ; deux autres en sont atteintes. Bronchite remontant à deux ans ; toux incessante ; pas de sueurs nocturnes, pas de crachements de sang. Matité à la percussion au sommet des deux poumons, et râles sibilants. Bacilles tuberculeux à l'examen microscopiques des crachats.

Comme pour le cas précédent, disparition de tous ces symptômes après un traitement de quatre mois ; aujourd'hui guérison parfaite.

XXXI. — M. Horace B. B..., 50 ans.

Mère morte de consomption à 44 ans ; une sœur, à l'âge de 18 ans. Atteint de grippe et de bronchite il y a trois ou quatre ans ; tousse et crache beaucoup depuis ce moment ;

a de fortes hémorrhagies; est nerveux et impressionnable. Adhérences pleurales à la base du poumon gauche avec matité au sommet; consolidation du poumon droit en arrière sur presque toute son étendue; râles crépitants en avant. Pharyngite hypertrophique et hypertrophie des glandes sous-maxillaires

Tous ces symptômes disparaissent au bout de six mois de traitement, et le malade part complètement gueri.

XXXII. — Madame Marie K..., 28 ans.

Sa mère était atteinte de consomption quand elle la nourrissait. Elle nous déclare qu'elle a été soignée et guérie du mal de Bright à 18 ans; souffre depuis les six dernières années d'une douleur au côté gauche qu'elle attribue à une pleurésie. Toux et crachats abondants. Matité au sommet du poumon gauche, et légers sifflements à l'expiration. Bacilles tuberculeux à l'examen microscopique des crachats.

Tous ces symptômes disparaissent au bout de quatre mois et la guérison est parfaite.

XXXIII. — Mademoiselle Grâce S..., 21 ans.

Son père est mort d'une maladie de cœur; sa mère, qui vit encore, a eu deux ou trois cousins qui sont morts de consomption. A contracté, il y a sept ans, un gros rhume de poitrine, suivi d'une adénite des glandes au côté gauche du cou. Le poumon droit est affecté probablement depuis cette époque car il existe une caverne, de la grosseur d'un œuf, au lobe supérieur, et il y a des traces anciennes d'adhérences pleurales à la base; le poumon gauche est très congestionné au sommet. Hémorrhagie il y a quatre ans; sueurs nocturnes, fièvre, toux et crachats infestés de bacilles tuberculeux.

La malade suit le traitement pendant un mois et une grande amélioration en résulte, mais elle nous quitte avant d'être guérie. Je l'ai revue depuis cette époque et constaté que tous les symptômes ont disparu; elle a gagné en poids et parait jouir d'une santé parfaite.

XXXIV. — Madame Hélène K..., 43 ans.

Il y a deux ans, pleurésie aux deux côtés consécutive à une bronchite; tousse et crache depuis ce moment. Plusieurs hémorrhagies. Poumon gauche consolidé de la base au sommet, caverne au lobe supérieur de la grosseur d'un œuf; poumon droit, lobe supérieur entier consolidé; râles crépitants et sibilants au-dessus des surfaces antérieures et postérieures. La malade nous quitte au bout de trois mois de traitement non encore guérie, mais grandement améliorée.

XXXV. — M. Wm. H. S..., 41 ans.

Père et mère vivants et en bonne santé; a eu un frère mort de consomption et une sœur morte de pneumonie à 32 ans. Pris d'hémorrhagie, il y a environ deux ans; sueurs nocturnes depuis; a eu une autre hémorrhagie l'été dernier et ses crachats étaient quelquefois striés de sang; très nerveux et impressionnable; aspect pâle et amaigri; pouls, 120; température 101° F. Matité au lobe supérieur du poumon droit; râles crépitants en avant et au-dessus; consolidation de tout le reste du poumon; matité au lobe supérieur du poumon gauche avec souffle au-dessus et en avant, et pleurésie au côté gauche en bas, datant d'au moins un an. Laryngite et pharyngite tuberculeuses.

Très grande amélioration au bout de cinq mois du traitement qu'il continue à suivre.

XXXVI. — M. Harry A. P..., 38 ans.

Son père est mort du mal de Bright à 67 ans ; sa mère vit encore; deux tantes et un oncle de sa mère sont morts de consomption. Bronchite il y a sept ans; autre attaque de bronchite trois ans après; nerveux et impressionnable. Aux deux poumons, matité à la percussion en haut et en arrière, et souffle en avant à la région des grosses bronches. Bacilles tuberculeux dans les crachats. Pas de sueurs nocturnes, ni d'hémorrhagies, mais un peu de toux et de fièvre. Tous ces symptômes disparaissent après deux mois de traitement. Guérison complète.

XXXVII. — Mademoiselle Hattie B..., 15 ans.

A encore son père et sa mère; deux de ses sœurs sont mortes de consomption; une autre, Lulu B..., atteinte également de consomption, a été traitée et guérie par Francisque Crôtte, il y a deux ans et demi; anémique et frêle, nerveuse et impressionnable. A eu plusieurs attaques de bronchite; interruption des règles pendant cinq mois. Poumon droit, matité à la percussion au sommet en avant; consolidation du lobe inférieur devant et sur le côté; râles sibilants partout ailleurs. Poumon gauche, matité à la percussion aux lobes supérieur et inférieur; râles crépitants; toux et expectoration considérables. Bacilles tuberculeux dans les crachats.

La malade suit le traitement pendant près de trois mois et se trouve beaucoup mieux.

XXXVIII. — Mademoiselle Dorothée D..., 36 ans.

Père mort de paralysie; mère morte de consomption à l'âge de 65 ans; deux frères morts de phtisie, l'un de ces frères était atteint de tuberculose générale. Pleurésie il y a un an environ; toux et expectoration considérables depuis; n'a jamais eu d'hémorrhagie, mais toutefois sueurs nocturnes et fièvre. Nutrition défectueuse; hystérie. Poids, 120 livres quand je l'examinai; menstruation irrégulière. Poumon droit, matité à la percussion au lobe inférieur en avant et en arrière; poumon gauche, matité au sommet du lobe supérieur en avant et, sur les côtés, traces de bronchite. A l'examen microscopique des crachats : bacilles tuberculeux, streptocoques et staphylocoques et, en outre, tissus conjonctifs fibro-élastiques.

La malade suit le traitement depuis environ trois mois et son état s'améliore graduellement. Son poids a augmenté et elle se sent déjà bien mieux.

Observations du Dr Geisse, de Bonn, recueillies en 1901

Mon expérience, dit le Dr Geisse, est encore assez récente : il n'y a que quatre mois que j'ai commencé à expérimenter la méthode Francisque Crôtte. Cependant je peux dire que j'ai obtenu de beaux résultats. Parmi dix malades, dont huit étaient du 2e degré et deux du 3e degré de la phtisie, avec cavernes, il y en a un qui peut être considéré comme guéri. La toux et les crachats n'existent plus. Ce qui peut être obtenu comme crachats est libre de bacilles, alors qu'autrefois ils étaient très nombreux. Les murmures qui existaient en haut, derrière, sur les deux côtés, ont disparu, de même pour les râles. Le malade est de nouveau en pleine possession de sa force, sa respiration est libre, il augmente graduellement en poids sans l'emploi de suralimentation.

Trois autres malades sont si bien améliorés que leur guérison peut être obtenue en quelques semaines. Deux de ces malades n'ont plus ni toux ni crachats ; le troisième, une femme qui depuis quatorze ans souffrait de la tuberculose, a si bien recouvré ses forces qu'elle peut s'occuper de tout son ménage, faire la cuisine, laver, nettoyer, etc...

Un autre malade, déjà bien amélioré, a abandonné le traitement il y a un mois et demi, étant obligé de gagner sa vie. Quatre autres malades sont améliorés et continuent à suivre le traitement. Seule une malade nous a quitté il y a déjà deux mois sans signes bien distincts d'amélioration. C'est une malade du 3e degré, avec de forts accès de fièvre. Grâce à notre traitement, nous pouvions couper ces accès par intervalles, tandis que la quinine et la phénacétine n'avaient absolument aucun effet. Malgré nos encouragements à rester, la malade est allée à la campagne, chez un parent, de sorte que le traitement a dû cesser.

Observations du Dr Albert Salivas, de Paris, recueillies du 16 août au 31 décembre 1901

I. — M. L..., 25 ans, dessinateur,

Réformé en 1900, venu le 16 août, présente des craquements très nets au sommet du poumon droit. Il suit le traitement du 16 août au 30 septembre et nous quitte à ce moment-là entièrement guéri.

II. — M. R..., 43 ans, ciseleur.

Craquements et râles muqueux au tiers supérieur du poumon droit. Une analyse bactériologique qu'il nous apporte le 1er septembre, révèle la présence de nombreux bacilles de Koch (4/6). Le traitement est commencé ce jour-là. Le 23 octobre, l'amélioration est telle que le malade se considère comme radicalement guéri. Il demande toutefois, pour plus de sûreté, une seconde analyse bactériologique, qui m'est apportée le 25 et qui ne mentionne plus que de très rares bacilles (pas même 1/6) en voie de dégénérescence. En conséquence, M. R... continue ses transfusions et, à la fin de décembre, la terrible affection n'était plus pour lui qu'un désagréable souvenir.

III. — Mademoiselle C..., 18 ans, employée.

Nous consulte le 1er août pour une tumeur de la masse musculaire de la jambe droite, remontant à trois ans, peut-être d'origine péronière et de nature tuberculeuse. Cette malade avait déjà été examinée par trois médecins, dont un chirurgien des hôpitaux, qui ne voyaient rien autre chose à faire que de pratiquer l'amputation de la jambe, opération refusée par la famille. Le 19 août, commence notre traitement, consistant en transfusions médicamenteuses de formaldéhyde, d'iode et d'eau de Salies de Béarn. A la fin d'octobre, la tumeur a totalement disparu et la guérison est complète, si bien complète même que le médecin de Mademoiselle C..., fort étonné de l'extraordinaire résultat obtenu en si peu de temps, a vivement engagé sa cliente à poursuivre quand même le traitement, en vue de prévenir la phtisie pulmonaire qui pourrait la menacer.

IV. — M. C..., 49 ans, menuisier.

Se présente à nous le 17 août. Nous constatons des craquements aux deux sommets et une laryngite remontant à quelques mois. D'après une analyse faite le 23 août, les bacilles de Koch sont nombreux (4/6). Le traitement entrepris dès le 17 août améliore l'état du malade en quelque sorte à vue d'œil. Vers le milieu d'octobre, le malade ne tousse plus et ne crache en quelque sorte plus, et il est débarrassé totalement de son enrouement. Une seconde analyse bactériologique à laquelle il est procédé le 20 octobre, est nettement négative, et le malade nous quitte le 31 octobre émerveillé et enchanté.

V. — M. G..., cultivateur.

Fort malade depuis un an, se soumet au traitement le 30 août. Quoiqu'il soit porteur d'une vaste caverne au poumon gauche, qu'il ait une toux incessante et qu'il crache beaucoup, l'amélioration marche si vite que le 26 septembre, l'analyse bactériologique ne décèle plus qu'un très petit nombre de bacilles. Le 22 octobre, le malade ne tousse plus, il ne crache plus du tout et il nous demande s'il peut repartir. Sur notre réponse il se décide, bien volontiers d'ailleurs, à rester quelques jours encore pour consolider une guérison qu'il n'avait jamais osé espérer.

VI. — M. G..., 14 ans.

Atteint depuis dix-huit mois au sommet du poumon droit, à la suite d'une rougeole passée inaperçue, commence son traitement le 3 septembre, et dès la seconde quinzaine d'octobre sa guérison était parfaite. Au commencement de novembre il ne tousse plus, il a bon appétit, il est très éveillé, très alerte, et à l'auscultation on ne trouve plus aucune trace de lésion au poumon droit.

VII. — M. C..., 28 ans, sans profession.

Dont l'affection remontant à sept ou huit ans s'est compliquée souvent d'hémoptysie, arrive à l'Institut le 9 septembre. Nous notons des craquements et des râles muqueux dans tout le poumon gauche. Sous l'influence du traitement, les symptômes de la maladie s'amendent avec une rapidité surprenante, et une analyse bactériologique du 18 octobre est formellement négative.

VIII. — Résultat aussi étonnant pour Madame B..., 25 ans, sans profession.

Dont tout le poumon gauche et le sommet du poumon droit présentent des signes indiscutables de maladie, et qui, venue le 30 août, nous a quittés guérie fin octobre.

IX. — De même pour M. R..., 33 ans, bourrelier.

Dont le sommet des deux poumons était lésé. D'après une analyse bactériologique du 26 octobre, il n'avait plus que très peu de bacilles de Koch. Du reste, l'état du malade était à la fin de décembre si satisfaisant à tous les points de vue que notre client repartait pour son pays, se considérant, avec raison d'ailleurs, comme complètement guéri.

X et XI. — De même encore pour Madame M..., 38 ans, sans profession, et pour M. B..., cordonnier.

Venus la première, le 4 septembre et le second, le 30 septembre, atteints sérieusement tous deux au poumon gauche et tous deux entièrement guéris à la fin de novembre.

XII. — M. G..., 20 ans, sans profession.

Très malade depuis l'hiver dernier, avait été vu par trois ou quatre médecins qui l'avaient absolument condamné. Quand sa mère fit appel à nos soins, le 20 août, nous dûmes aller chez elle, car il y avait deux mois que son fils gardait le lit, miné par une fièvre incessante et une insomnie insurmontable, brisé par la toux, ayant un dégoût invincible pour tous les aliments, et rendant d'ailleurs tout ce qu'il prenait. L'examen de M. G... nous révéla une lésion avancée des sommets des deux poumons et une pleurésie avec épanchement à gauche. C'était cette dernière complication non reconnue qui avait forcé le malade à s'aliter. Nous nous occupâmes d'abord d'y parer, puis dès que M. G... fut en état d'être transporté en voiture, nous le fîmes venir à l'Institut, pour y suivre le traitement, dont les effets furent, pour ainsi dire, immédiats. La fièvre continue qui dévorait le malade tomba en quelques jours ; le sommeil revint vite ; l'inappétence insurmontable qui empêchait M. G... de s'alimenter disparut en même temps et ne tarda pas à faire place à un ardent désir de nourriture ; ses vomissements s'arrêtèrent, ses forces reparurent. A la fin de décembre, son état général était excellent et sa lésion pulmonaire en pleine voie de résoluion.

Inutile de dépeindre la joie de sa mère.

XIII. — M. M..., 25 ans, mineur.

Eut en mai dernier une bronchite très mauvaise à la suite de laquelle il fut pris trois ou quatre fois de fortes hémoptysies qui aggravèrent son état à un tel point qu'il y a trois mois *cinq médecins le déclaraient irrémédiablement perdu.*

Quand nous le vîmes, le 30 septembre, nous trouvâmes tout son poumon gauche gravement atteint (râles et craquements du sommet à la base), et le sommet du poumon droit en train de se tuberculiser. En outre, le malade accusait de la fièvre vespérale, des sueurs nocturnes, le manque d'appétit, etc...

Après un mois de traitement, la situation se trouvait changée du tout au tout. Les symptômes généraux avaient complètement disparu, les poumons étaient en pleine voie de guérison, et le malade augmentait régulièrement en poids de 150 grammes par jour. (Depuis le 30 septembre il était passé

de 66 kil. à 70 kil. 700 gr.). Au bout de deux mois M. M...,
forcé de revenir dans son pays, quittait Paris en pleine voie
de guérison.

XIV. — Mademoiselle O..., 19 ans, sans profession.

Dont un frère est mort phtisique, eut, en avril dernier, une
pleurésie sèche du côté gauche, qui fut suivie d'une laryngite. Un peu plus tard, elle eut une petite hémoptysie.
Depuis, elle toussait et elle avait des crachats jaune-verdâtre.
Elle accusait aussi une oppression excessive au moindre
déplacement, ainsi que de la fièvre, des sueurs nocturnes.
Son appétit laissait beaucoup à désirer, ses digestions étaient
difficiles. Elle avait des vomissements matutinaux fréquents.
Ses forces s'en allaient tous les jours, et elle était très amaigrie (Son poids était rapidement tombé de 62 à 45 kil. 500).

L'examen de cette malade, fait par nous le 2 septembre
dernier, révéla que tout son poumon gauche était atteint de
tuberculose au 2e degré. Une analyse bactériologique vint du
reste confirmer ce diagnostic.

Après deux mois de traitement, Mademoiselle O... n'était
plus reconnaissable. Il lui semblait qu'elle n'avait jamais
été malade, car elle n'éprouvait plus aucun symptôme
fâcheux (son poumon gauche marchait effectivement à vue
d'œil à la guérison), et elle avait regagné en poids près de
4 kilog. A la fin de décembre, sa guérison était complète.

XV. — M. O..., 27 ans, gendarme.

Atteint en janvier dernier d'un refroidissement, à la suite
d'une très pénible expédition faite pour arrêter trois malfai-
teurs, cracha un peu plus tard le sang à diverses reprises, et
fut finalement réformé par le service de santé militaire pour
tuberculose.

Lorsqu'il vint nous voir, le 19 septembre, il présentait des
craquements et des râles muqueux dans tout le poumon
droit et dans le tiers supérieur du poumon gauche. Il toussait beaucoup ; ses crachats étaient abondants.

Dès les premiers jours du traitement, il accusait une amélioration notable, qui était extrême dans la première quinzaine d'octobre, et suffisante à la fin de décembre pour lui permettre de recommencer à travailler.

Une question se pose au sujet de ce malade. Il a été réformé pour tuberculose; que fera-t-on pour lui après son complet rétablissement? Il semble bien qu'il devrait être réintégré dans son ancien emploi. Nous doutons pourtant que cela ait lieu, tant l'on est obstinément convaincu que la tuberculose est incurable.

XVI. — M. G..., 54 ans, sans profession.

Venu le 22 août, était malade depuis deux ans. Il avait eu plusieurs hémoptysies, toussait et crachait beaucoup; il avait eu la fièvre et des sueurs nocturnes. Ses forces étaient nulles.

Il avait une excavation au tiers moyen du poumon gauche et des craquements au sommet du poumon droit.

A la fin de novembre, l'excavation de gauche paraissait cicatrisée, et il n'y avait plus de craquements à droite. M. G... n'éprouvait aucun des anciens symptômes, et il repartait convaincu de sa guérison.

XVII. — Résultat aussi bon pour M. L..., 37 ans, serrurier.

En traitement depuis le 31 août 1901, contaminé il y a deux ans par sa femme morte tuberculeuse et atteint des deux sommets. En deux mois son poids avait augmenté de 4 kilog. Ses poumons n'offraient plus aucun signe de lésion, et une analyse bactériologique, faite le 1er novembre, était négative.

XVIII. — Madame C..., 27 ans, blanchisseuse.

Dont le père, le grand-père et le grand-oncle maternel sont morts phtisique, toussait depuis deux ans, avait eu quelques crachats striés, et était prise de fièvre tous les soirs. Craquements au sommet gauche.

Le traitement, commencé le 20 août, a fait merveille. Dès la seconde quinzaine de septembre, les craquements avaient disparu, et une analyse bactériologique, faite le 18 de ce mois-là, était négative. A la fin de novembre, Madame C... était entièrement guérie.

XIX. — Succès presque aussi complet pour Madame D..., 33 ans, journalière.

Présentant à la première visite à l'Institut, le 20 août, tous les signes d'une tuberculose au 2° degré, à droite surtout, confirmés par une analyse bactériologique du 18 septembre. A la fin de novembre, on ne constatait presque plus rien à droite ni à gauche, et la guérison complète paraissait certaine avant trois semaines ou un mois.

XX. — M. P..., 28 ans, employé d'usine.

Venu le 22 août dernier. Une sœur morte à 15 ans, de phtisie galopante. Depuis le mois d'août 1900, le malade tousse et crache beaucoup, et pendant 1901 il a eu plusieurs hémoptysies, les premières spontanées, les deux dernières produites par des injections de gaïacol. Il se plaint en outre de sueurs nocturnes, de la perte des forces et de son amaigrissement (en quelques mois son poids a baissé de 8 kil.). Craquements et râles moyens au sommet du poumon gauche. Analyse bactériologique du 21 septembre positive (3/6).

Dans le courant de décembre, M. P... se sentait si bien remis qu'il repartait pour achever dans le Midi une guérison dont il désespérait d'abord, et qui désormais lui apparaissait certaine dans un très bref délai.

XXI. — Résultat identique pour M. P..., 33 ans, mouleur.

Venu le 24 septembre, ayant eu une pleurésie en 1892 et présentant les caractères suivants: toux, crachats verdâtres et quelquefois striés, enrouement tenace. Deux analyses bactériologiques, l'une du 27 septembre, l'autre du 19 octobre, sont positives (3/6).

Au commencement de novembre, M. P..., se regardant comme tout à fait guéri, nous quittait pour rejoindre sa famille dans le Tarn.

XXII. — M. G..., 25 ans, pharmacien.

Dont la mère est morte poitrinaire, a eu, il y a dix ans, quelques crachats striés. Depuis il a été atteint de bronchites successives, et ses deux poumons étaient attaqués au tiers supérieur, surtout le droit.

Traitement commencé le 30 septembre. Au bout de trois mois, on ne trouvait rien au poumon gauche, et c'est à peine si au poumon droit l'on percevait quelques râles disséminés. La guérison sera sûrement radicale avant deux mois.

XXIII. — M. Le M..., 14 ans, groom.

Atteint de diathèse scrofuleuse, est bronchiteux depuis longtemps. Quand il se présente à nous, le 23 août dernier, il a l'aspect d'un petit squelette, et nous constatons que le poumon droit présente les lésions du deuxième degré et le sommet du poumon gauche celles du premier. L'analyse bactériologique du 9 septembre est positive (4/6).

Après deux mois et demi de traitement, la guérison était complète. Le malade avait retrouvé tout son appétit, toutes ses forces, il était fort gai et il ne se ressentait plus de ses lésions pulmonaires, qui du reste étaient réduites à rien.

XXIV. — M. B..., 20 ans, employé.

Son père est mort tuberculeux. Lui-même a eu une grippe en mai dernier et quelques crachats striés. Quand il est venu chez nous, le 10 septembre, il toussait beaucoup, avait des crachats verdâtres abondants, de la fièvre vespérale, des sueurs nocturnes. Ses forces étaient très diminuées, son poids avait baissé de 61 à 53 kilog.

Excavation au tiers moyen du poumon droit. Analyse bactériologique du 19 septembre positive (2/6).

Après moins de trois mois de traitement, l'amélioration

générale et locale était si grande que M. B... pouvait être
considéré comme absolument guéri.

XXV. — M. M. D..., 35 ans, typographe.

Se présente à nous le 10 août 1901. Il avait eu, il y a deux
ans, une forte hémoptysie ; depuis, il souffre d'une toux
incessante ; ses crachats sont verdâtres, quelquefois teintés
de sang.

Son appétit est assez bon ; il a peu de fièvre et de sueurs
nocturnes, mais ses forces déclinent tous les jours. Au début
de la maladie, il s'est déclaré chez lui une otite suppurée qui
ne s'est amendée qu'au commencement de juin

Son ancien poids de 74 kilog. est tombé à 63 kilog.

A l'auscultation, on constate l'existence d'une caverne au
poumon droit, avec râles cavernuleux tout autour de l'excavation.

Le traitement, commencé le 19 août, est arrêté à la fin de
décembre, époque à laquelle la guérison du malade est complète, si bien complète même que M. M. D..., qui pouvait à
peine se tenir debout lorsqu'il vint nous voir, a eu, dans le cours
de décembre, la force de faire à pied le trajet de Paris à Saint-
Germain sans éprouver la moindre fatigue.

XXVI. — M. L..., 33 ans, sellier.

Venu le 23 août 1901. Sa mère était morte phtisique. A
onze ans, il avait été atteint d'une pleurésie du côté gauche,
et à 29 ans d'une autre pleurésie du même côté.

En 1900, il avait eu quelques crachats sanguinolents. Ses
forces se maintenaient stationnaires ; il accusait peu de fièvre, peu de sueurs nocturnes, et son aspect général était
assez bon. Toutefois le caractère de son affecton ne faisait
pas de doute : l'auscultation révélait aux deux tiers supérieurs
à gauche des râles muqueux très nets.

Après deux mois et demi de traitement, la guérison était
parfaite.

XXVII. — M. L. M..., 14 ans, groom.

Quand il vint le 23 août 1901, était atteint de bronchite depuis l'âge de 11 mois; il avait une toux persistante qui l'empêchait de vaquer à ses occupations. C'était un scrofuleux dont le poumon droit présentait des lésions tuberculeuses au 2° degré, et le gauche, quelques symptômes du 1er degré.

Une analyse bactériologique du 23 octobre était positive; une seconde du 4 décembre l'était également, mais les bacilles se montraient en quantité bien moindre et en voie de dégénérescence.

Le traitement a été abandonné à la fin de décembre, l'enfant se trouvant alors à peu près complètement guéri.

XXVIII. — M. M. D..., 25 ans, tourneur en cuivre.

Venu le 24 août dernier, avait des antécédents de famille très mauvais. Son père était mort d'une bronchite à 55 ans, et il avait perdu un oncle paternel et une cousine paternelle phtisiques.

Il a eu la fièvre typhoïde à 5 ans. Il y a trois ans, il fut pris de crachements de sang qui durèrent deux jours, mais qui ne parurent pas laisser de traces.

Au mois de mai 1901, il se produisit chez lui une très forte hémoptisie d'une durée de dix jours. Ce malade toussait beaucoup quand il vint nous voir; il avait des crachats jaune-verdâtre abondants. Son appétit était assez bon, mais il se plaignait d'une oppression très grande. Il accusait des sueurs nocturnes et de la fièvre vespérale.

De 65 kilog., son poids était tombé à 55 kilog. Son aspect général était très fatigué.

L'auscultation révéla des craquements aux deux sommets en avant, avec des râles muqueux et sibilants très forts entre les omoplates.

Une analyse bactériologique du 1er novembre fut positive avec 4/6 de bacilles.

Le traitement amena très rapidement une amélioration

générale et locale extraordinaire, et à la fin de décembre le malade pouvait être considéré comme absolument guéri ; il continue encore le traitement par mesure de précaution.

XXIX. — M. D..., 26 ans, agent d'assurances.

Vient le 26 août 1901. Son père est mort de phtisie laryngée ; lui-même est malade depuis 1895 ; au début, il a eu des crachements de sang. En février 1896, il a été atteint de bronchite et de congestion pulmonaire, et, la même année, de pleurésie double. Son état est resté stationnaire jusqu'en février 1900, et fait assez curieux, il a accompli un an de service militaire dans l'intervalle.

En février 1900, il a été pris d'influenza ; depuis il tousse et crache incessamment. Son appétit est mauvais, ses forces font défaut ; il a de la fièvre, des sueurs nocturnes ; son poids est seulement de 56 kilog.

Une analyse bactériologique du 30 août vient confirmer notre diagnostic : tuberculose pulmonaire entre le 2° et le 3° degré du côté gauche.

Le 24 octobre, grande amélioration générale et locale, et à la fin de décembre, le malade nous quitte complètement guéri.

XXX. — M. D..., 45 ans, imprimeur.

Nous consulte le 28 août 1901. Il a eu une bronchite, il y a deux ans, et a craché le sang à diverses reprises. Il accuse surtout une très vive oppression à la marche. Son appétit est assez bon, il a peu de fièvre et peu de sueurs nocturnes, il ne se plaint pas trop de la perte des forces. Cependant, à l'auscultation nous trouvons une excavation au poumon droit et quelques craquements au sommet du poumon gauche.

Au bout de trois mois l'amélioration est telle que M. D... nous a quittés pour reprendre ses occupations, et que nous ne l'avons plus revu.

XXXI. — M. H..., artilleur, employé dans une compagnie d'ouvriers.

Nous a été envoyé par le médecin-major de sa compagnie, qui, avant de le réformer comme atteint de bronchite spécifique bacillaire, avait voulu tout tenter pour le guérir.

M. H... vient à l'Institut à la date du 28 août dans un état d'amaigrissement complet, sans forces, pouvant à peine monter un escalier, très essoufflé, accusant d'abondantes sueurs nocturnes, de la fièvre vespérale et de l'inappétence absolue.

Le poumon droit présentait dans toute son étendue les signes de la tuberculose au 2e degré. Le sommet du poumon gauche était congestionné.

Dès la première quinzaine du traitement, l'appétit et les forces étaient revenus ; la fièvre avait cessé et le malade pouvait reprendre son travail.

Un mois après, le médecin-major nous envoya des félicitations, en nous faisant exprimer sa surprise de voir son malade revenu à la vie.

Deux mois et demi plus tard, le soldat H... était complètement guéri, et il a été maintenu au Corps.

XXXII. — M. G..., 27 ans, cultivateur.

Venu le 30 août, malade depuis un an, a une petite toux sèche incessante, de la fièvre, des sueurs nocturnes, des crachats souvent striés, une grande oppression ; ses forces sont sensiblement diminuées..

Le malade a une excavation au poumon gauche, des craquements au sommet droit. Une analyse du 26 septembre est positive, et révèle 2/6 de bacilles.

Le 17 octobre, on constate une amélioration générale et locale extraordinaire. Fin octobre, cette amélioration persiste ; il n'y a plus qu'un peu de toux et de rares crachats.

Le 13 novembre, le malade veut partir, se disant absolument guéri ; nous l'engageons à rester quelques jours encore, et il nous quitte le 3 décembre parfaitement rétabli

XXXIII. — Madame B..., 25 ans, sans profession.

Venue le 30 août 1901, a eu, il y a deux ans, une forte bronchite, mais ne se rappelle pas avoir eu de crachements de sang. Depuis le mois de janvier 1901, elle est prise de fièvre chaque soir et de sueurs nocturnes la nuit. Elle tousse beaucoup, et a des crachats abondants jaunes ou verdâtres.

Son appétit est mauvais ; ses digestions sont pénibles ; elle a alternativement de la constipation et de la diarrhée ; les forces lui font complètement défaut ; son poids est tombé en quelques mois de 62 à 51 kilog.

A l'auscultation, nous trouvons des craquements dans tout le poumon gauche et au tiers supérieur du poumon droit. Dans l'opinion de son médecin, le Dr B., Mme B... était fatalement destinée à succomber avant la fin de l'automne.

Pourtant, après quatre mois de traitement, la guérison est complète, si complète même que le Dr B. est venu nous faire part de l'étonnement que lui avait causé le succès obtenu par nous chez sa cliente.

XXXIV. — M. B..., 30 ans, employé.

Vient le 2 septembre 1901. Son père est mort de phtisie galopante, une de ses sœurs a succombé à une pleurésie et un de ses cousins est décédé phtisique.

En mars 1897, il avait été atteint de la grippe et avait craché trois ou quatre fois du sang. L'hiver dernier il a eu à nouveau quatre fois des hémoptysies. Il tousse beaucoup et crache abondamment, il a de la fièvre vespérale, mais peu de sueurs ; ses forces font complètement défaut ; il accuse un certain amaigrissement.

A l'auscultation, on entend des craquements dans toute l'étendue de son poumon droit, avec de nombreux râles muqueux.

Le 19 novembre, le malade présente une amélioration générale et locale extrême, et il nous quitte radicalement guéri à la fin de décembre.

XXXV. — M. P..., 25 ans, maroquinier.

Venu le 3 septembre 1901, n'a d'autres antécédents héréditaires que sa mère morte asthmatique. Lui-même est malade depuis un an; il n'a jamais eu d'hémoptysie, mais il tousse et crache beaucoup, il a de la fièvre, des sueurs nocturnes; son appétit est passable, et cependant son poids est tombé de 65 à 55 kilog. en moins d'un an. Il a un aspect général très fatigué.

Une analyse bactériologique du 9 septembre est positive.

Le poumon gauche présente une excavation au sommet et des râles muqueux dans toutes les autres parties.

Le 1er octobre, le malade accuse déjà une bonne amélioration, et cette amélioration continue si vite que dans la première moitié de décembre M. P... nous quitte complètement guéri de sa phtisie

XXXVI. — M. D..., 42 ans, dessinateur.

Venu le 4 septembre 1901. Mère morte phtisique, un frère également. Il a eu, il y a dix-huit ans, une rhinite purulente, et, il y a cinq ou six ans, une laryngite très forte. Il crache quelquefois le sang l'hiver, a une toux opiniâtre et des crachats verdâtres abondants. Il se plaint d'oppression excessive, mais son état général n'est pas trop éprouvé; et cependant il est bien atteint de phtisie, car on constate des râles muqueux dans toute l'étendue du poumon gauche, et deux analyses bactériologiques successives, des 6 et 30 septembre, donnent 5/6 et 3/6 de bacilles.

A la fin de décembre, M. D... rentrait chez lui ne présentant plus aucun caractère de tuberculose, et bien convaincu de sa guérison complète.

XXXVII. — M. P..., 32 ans, commissionnaire.

Demande nos soins le 5 septembre 1901. Il a eu, il y a six ans, au régiment, une pleurésie du côté droit, et quelquefois de légères hémoptysies. Quand nous le voyons, il a une toux sèche, de fréquents crachats gris noir. A part cela, son état général ne paraît pas trop mauvais; néanmoins, l'auscultation révèle au tiers supérieur du poumon droit une petite excavation et des craquements au sommet du poumon gauche.

Après quatre mois de traitement, la cicatrisation de l'excavation est complète et la guérison absolue.

XXXVIII. — M. B..., 20 ans, employé.

Dont le père est mort phtisique, vient à notre Institut le 10 septembre. Il est malade depuis une grippe contractée en mai dernier. Deux ou trois fois, il a craché le sang ; sa toux est incessante, ses crachats d'un mauvais aspect ; il n'a pas d'appétit ; il accuse de la fièvre et des sueurs nocturnes, et il a très peu de forces.

Au tiers supérieur du poumon droit on constate quelques râles cavernuleux. Deux analyses bactériologiques des 19 septembre et 26 octobre confirment notre diagnostic de tuberculose pulmonaire.

Après moins de deux mois de traitement, l'amélioration de ce malade était si considérable qu'il fut déclaré bon pour le service militaire au commencement de novembre ; mais un mois et demi après, il a été réformé au Corps et il est revenu à notre Institut pour continuer le traitement et achever sa guérison.

XXXIX. — M. M..., 43 ans, employé.

Malade depuis un an, venu le 19 septembre 1901. Il a eu au début une bronchite fétide et diverses hémoptysies. Quand nous le voyons, il tousse beaucoup ; ses crachats sont verdâtres : il a de la fièvre vespérale, des sueurs nocturnes ; ses forces sont très diminuées ; son amaigrissement considérable.

A l'auscultation, on constate un souffle amphorique très fort au tiers moyen du poumon gauche.

M. M... a suivi le traitement pendant trois mois et demi environ ; il n'a pas interrompu un seul instant son travail de nuit, et il nous a quittés à la fin de décembre absolument guéri, malgré une congestion pulmonaire qu'il prit dans le courant de novembre et qui, pendant quinze jours, compromit sa guérison.

XL. — M. A..., 40 ans, sans profession.

Nous consulte le 21 septembre ; son affection a commencé par un rhume et des crachements de sang, auxquels ont succédé plus tard des hémoptysies.

Il tousse beaucoup, a des crachats verdâtres caractéristiques, de la fièvre vespérale et des sueurs nocturnes, peu d'appétit ; il a été réformé du reste comme sergent de ville et pour les treize jours qu'il devait faire cette année.

À l'auscultation, on trouve des râles muqueux au sommet du poumon droit et un ronchus caverneux au tiers moyen en avant, avec quelques craquements au sommet gauche.

Le malade nous quitte fin décembre complètement guéri.

XLI. — M. C..., 32 ans, contre-maître.

Venu le 25 septembre, a eu des crachements de sang répétés il y a cinq ans. Ces crachements ont reparu tous les ans et deux fois l'an dernier, huit jours chaque fois.

Le malade tousse beaucoup et crache fréquemment ; son appétit est des plus mauvais ; il a peu de fièvre le soir, quelques sueurs la nuit. Son poids est tombé de 71 à 65 kilog. en quelques mois.

Le poumon droit présente des râles muqueux disséminés dans toute son étendue.

Une analyse du 14 octobre est positive et donne 6/6 de bacilles.

Le 29 novembre, l'amélioration de ce malade est extrême ; une nouvelle analyse du 3 décembre n'indiquait plus que 2/6 de bacilles. À la fin de décembre, dernière analyse, négative cette fois-ci, et guérison parfaite.

XLII. — Mademoiselle T..., 19 ans, élève institutrice.

Sans antécédents héréditaires, se présente le 19 octobre. Elle a eu une bronchite à Pâques. Quand nous la voyons, elle a une petite toux sèche, des crachats un peu jaunâtres, l'appétit capricieux, une légère fièvre le soir, quelques sueurs nocturnes, mais elle est bien réglée. Pas de forces ; poids stationnaire.

L'auscultation révèle des craquements et des râles muqueux nombreux dans le tiers supérieur du poumon gauche et quelques craquements au sommet du poumon droit.

Une analyse bactériologique vient confirmer le diagnostic.

Mademoiselle T... est restée à l'Institut du 19 octobre à la fin de décembre, et nous a quittés absolument guérie, en état de reprendre d'une façon assidue ses travaux d'élève institutrice.

IV. — Maladies autres que la Tuberculose

Les données précédentes amènent naturellement à penser que la méthode Francisque Crôtte, excellente pour guérir la tuberculose, ne doit pas être moins bonne pour venir à bout de certaines autres maladies chroniques, spécialement de celles de nature microbienne. Sur ce point, les vues de l'esprit se trouvent complètement confirmées par les faits.

La méthode Francisque Crôtte est effectivement d'une efficacité incontestable dans la surdité d'origine tuberculeuse ; dans quelques cas de cécité ; dans la bronchite chronique non spécifique et la gangrène du poumon ; dans la scrofulose, l'anémie et la chloro-anémie ; dans le rhumatisme et la goutte ; dans les névralgies et quelques paralysies ; dans diverses affections de la peau, telles que l'eczéma et le psoriasis, et même dans le cancer. Les observations relevées par nous sont, à cet égard, des plus intéressantes. Quelques exemples entre des centaines de cas.

En ce qui concerne la surdité, nombre de tuberculeux sont atteints de cette affection, toujours accompagnée de maux de la gorge et du nez. Notre traitement n'a jamais été en défaut dans des cas de surdité semblable ; il guérit toujours l'otite tuberculeuse.

L'Acné. — Cette affection de la peau, considérée comme absolument incurable, cède très rapidement à notre méthode de traitement. Nous avons eu des malades avec la face complètement bourgeonnée, pleine de boutons purulents, le nez rouge, dont le mal remontait à trente ans au moins, qui se sont merveilleusement trouvés de notre méthode.

La Cécité. — De toutes les infirmités, celle-ci est considérée comme la plus terrible et la plus désolante, car à la perte de la vue beaucoup préfèrent la mort. Or les cas de guérison obtenus par notre méthode sont si intéressants et si encourageants pour l'avenir que nous voulons en citer quelques-uns, ne fût-ce que pour démontrer la puissance de notre traitement et encourager les efforts de nos collaborateurs dans cette voie.

Nous donnons d'autre part le fac-simile d'un certificat de l'hôpital des Quinze-Vingts, d'où sortait l'un de nos malades, atteint depuis quinze années d'une cécité complète et absolue. Comme on le voit, il était atteint d'atrophie double : en 1883 il commençait déjà à être dans l'impossibilité de travailler ; quelque temps après il devint complètement aveugle.

Il est venu nous trouver en 1897, et deux mois de traitement lui ont rendu la vue ; il a encore suivi le traitement pendant trois mois pour tonifier les organes, et depuis cette époque, soit depuis six ans environ, sa vue ne s'est jamais affaiblie.

Voici la lettre qu'il nous écrivait à notre retour d'Amérique :

Paris, le 15 juin 1902.

Monsieur Crôtte,

Permettez-moi de venir vous présenter mes plus respectueux dévouements. Je viens d'apprendre que vous êtes de retour d'Amérique et mon devoir est de venir vous exprimer toute ma reconnaissance pour avoir sauvé mon fils de la cruelle tuberculose. Il était condamné par tous les médecins de notre quartier, et depuis cinq ans qu'il a été soigné par votre merveilleux traitement il n'a jamais rien ressenti, il est complètement guéri.

Je dois aussi vous apprendre que moi aussi, moi surtout, je vous dois plus que la vie, je vous dois la vue, j'étais aveugle depuis seize années, les docteurs des Quinze-Vingts et de toutes les cliniques de Paris m'avaient abandonné, et je n'avais pu pendant seize années voir le jour. En moins de trois mois, par votre merveilleuse science, j'ai pu revoir les miens, revoir ceux qui m'étaient si chers. Maintenant depuis cinq ans une vie nouvelle m'est apparue, je suis heureux, bien heureux. Oh! Monsieur Crôtte, soyez béni! Si la reconnaissance pouvait se mesurer, vous pourriez lire dans nos cœurs notre joie et notre amour pour vous, ainsi que notre éternelle reconnaissance.

Vos dévoués malades.

LEMAIRE, père et fils, rue Rennequin, 32, Paris.

Peu de temps après, nous avons eu une dame X...., amenée par son mari, qui la conduisait chaque jour à notre Institut. Cette dame, atteinte également d'atrophie double, était aveugle depuis dix années. Au bout d'un mois et demi de traitement, elle commençait à distinguer les objets et pouvait venir seule, sans l'assistance de son mari. Malheureusement pour la malade,

Clinique Nationale
des Quinze Vingts

Je soussigné Medecin en
Chef de l'Hospice National des
Quinze Vingts certifie que le
Mr Lemaire, a Alfred, 52 rue de vaux
atteint d'atrophie papillaire
double avec diminution considérable
de l'acuité visuelle est dans
l'impossibilité de travailler pour
subvenir a ses besoins.

Paris le 28 Mars 1883
Le Medecin en Chef

nous fûmes, à cette époque, appelé en Amérique et ne pûmes lui continuer nos soins. Nous l'avons revue à notre retour. Quoique son état se fût amélioré, elle était encore presque aveugle. Nous avons recommencé le traitement, et l'amélioration survenue depuis nous fait espérer une guérison complète d'ci à quelques mois.

Un résultat semblable s'obtient d'ailleurs d'une façon générale dans toutes les atrophies : notre traitement réveille les forces vitales en même temps qu'il excite la pupille dilatée et paralysée. L'énergie électrique, jointe à la transfusion des médicaments, rend la sensibilité aux fibres et la sécrétion aux ganglions lacrymaux, qui bientôt reprennent leur vitalité, et la guérison devient parfaite.

Nous ne citerons pas d'autres cas pour le moment, nous proposant de publier ultérieurement un ouvrage spécial sur cette importante question de la guérison de l'atrophie qui permet de rendre la vue aux aveugles, même après de longues années de cruelle infirmité.

Cancer. — Nous avons encore trois cas de guérisons de cancer.

Il s'agit d'abord d'un cancer du sein présentant une plaie profonde de trois centimètres et large de six, en pleine suppuration. Depuis environ 11 mois, les médecins proposaient de l'opérer. Nous avons essayé notre traitement avec transfusion du formaldéhyde et autres antiseptiques, et nous avons réussi à tarir la suppuration et à cicatriser la plaie.

Deux cas de cancroïdes des vieillards, l'un à la lèvre, l'autre à la joue, ont été aussi guéris par le même procédé.

Nous n'avons pas poursuivi nos expériences sur le cancer, nous réservant de les reprendre plus tard, quand nous aurons démontré par la cure de la tuberculose que nous pouvons guérir toutes les maladies de nature microbienne.

C'est assez dire que cette méthode de transfusion des médicaments à travers le corps humain est une véritable révolution thérapeutique, puisque bientôt elle pourra être appliquée à presque toutes les maladies qui désolent l'humanité.

Nous organisons partout des Instituts privés où les malades les moins fortunés comme les privilégiés du sort seront traités avec un zèle et un dévoûment infatigables.

Ceux actuellement ouverts sont les suivants :

Paris, 9, rue de Turin.

New-York, 65, Central Park West.

Bruxelles, 73, boulevard de Waterloo.

Liège, 54, rue de la Paix.

Nice, place Béatrix.

L'Institut de Grenoble, situé à La Tronche.

Et enfin le sanatorium de La Bauche, près la Grande Chartreuse, contenant 200 chambres, et dont la construction a coûté deux millions de francs.

L'Institut de Nice, situé place Béatrix, et celui de Pau sont dirigés par le Docteur Klein, de la Faculté de Paris ; c'est sous sa direction médicale que le traitement Crotte y est appliqué. Le Docteur Klein est très connu par ses œuvres et ses travaux sur la médecine indépendante ; il est l'homme du jour, qui marche avec le progrès, et il s'est résolu de se consacrer tout entier à cette œuvre scientifique et philanthropique.

En attendant que notre installation soit complète, notre Institut de Paris, 9, rue de Turin, est ouvert tous les jours sous la direction de plusieurs docteurs de diverses Facultés d'Europe. De même nous avons à Bruxelles, 73, boulevard de Waterloo, et à Liège, rue de la Paix, 54, deux Instituts dont l'installation, riche en sa simplicité, permet une aseptisation complète par l'emploi de vaporisateurs au formol fonctionnant toute la journée dans les salles d'attente et d'opérations.

Celui de Nice, dont nous donnons les photographies, restera ouvert l'hiver et l'été.

Nous ne tarderons pas à ouvrir également d'autres Instituts à Marseille, Bordeaux, Vichy, Clermont, Rouen, Londres, Berlin, Vienne, Amsterdam, Athènes, Constantinople, etc., et dans les principales villes d'Italie.

Un Institut fonctionne déjà depuis plusieurs années à New-York, 65, Central Park West.

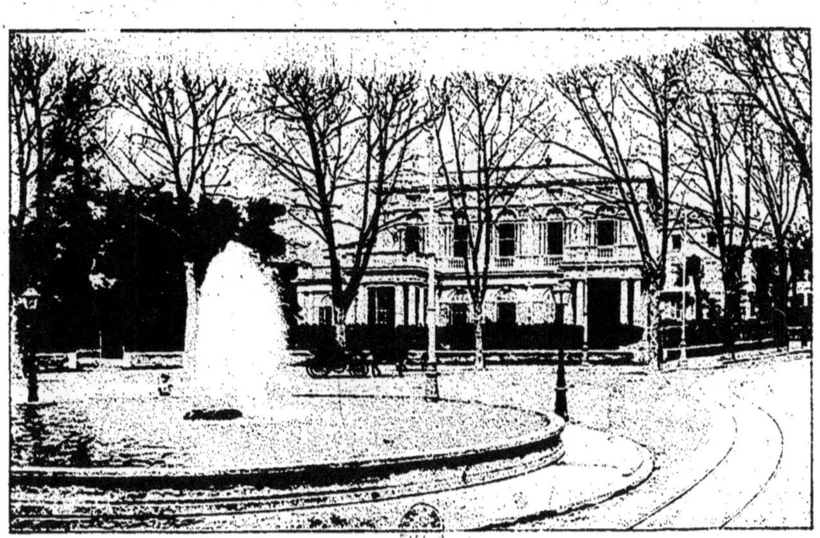

L'Institut Crôtte à Nice (Place Béatrix)

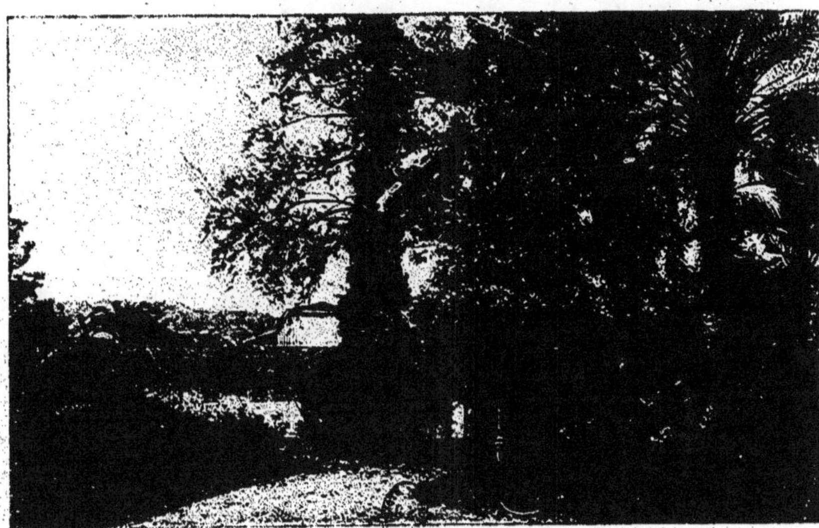

Parc et Clinique

La Fête des Guéris

Le 1ᵉʳ janvier 1902, deux cents indigents de Paris, atteints de tuberculose, abandonnés par leurs médecins, et qui avaient retrouvé la santé et la vie à la clinique gratuite de l'Institut Crôtte, sont venus, dans une touchante manifestation, apporter le tribut de leur reconnaissance à celui qu'ils nomment leur libérateur.

Voici en quels termes s'exprimaient ces braves :

A Francisque Crôtte
A notre Libérateur
Les Malades Tuberculeux
Les Indigents de Paris reconnaissants

Veuillez permettre à vos pauvres et chers malades de venir vous saluer bien respectueusement à l'occasion du nouveau jour de l'année 1902.

Nous venons à vous pour vous exprimer toute notre reconnaissance pour nous avoir sauvés de la terrible maladie.

Il y a trois mois à peine, nous étions condamnés sans appel, nos docteurs nous avaient abandonnés au triste sort de tous les tuberculeux.

Le *Petit Journal* nous a fait savoir que vous aviez découvert le remède qui guérit de la tuberculose ; tout confiants nous sommes accourus par centaines vous demander la santé.

Vous nous avez accueillis les bras ouverts, et votre traitement nous a été appliqué avec tant de science que les résultats ont tenu du prodige.

Les condamnés d'hier sont devant vous, les libérés d'aujourd'hui, ils vous crient de toute la force de leur âme :

Vive Francisque Crôtte !
Vive nôtre Libérateur ! !

Si notre bourse est trop légère pour payer tant de bienfaits, notre cœur est grand, permettez-nous de vous l'offrir, il représente une partie du peuple de Paris. Il est le plus beau cadeau qui puisse être offert à vos nobles sentiments, le seul qui soit digne de vous.

Nous faisons des vœux pour que votre belle découverte soit acclamée et appliquée dans les hôpitaux du monde entier.

Nous souhaitons surtout que les jaloux et les détracteurs soient confondus.

Enfin, notre vœu le plus cher est de voir votre grande découverte triompher et votre nom écrit en lettres d'or au Panthéon de l'humanité.

Nous ne vous quitterons pas sans remercier avec effusion vos chers docteurs collaborateurs, Monsieur le docteur Salivas, Monsieur le docteur Bertheau, qui ont, eux aussi, tout le mérite d'appliquer avec tant de succès votre précieuse méthode.

Paris, le 1er janvier 1902.

Les Tuberculeux Indigents de Paris
reconnaissants
A leur bienfaitrice Madame Marie Alice Radde

Madame,

Permettez-nous de venir d'abord saluer en vous la noble citoyenne américaine venue, on dirait tout exprès, du Nouveau Monde pour secourir les malheureux.

Nous voulons saluer la vaillante collaboratrice de Francisque Crôtte, qui a soutenu son œuvre immortelle malgré les préjugés et les jalousies qui accompagnent toujours les grandes découvertes.

Debout, souriante, infatigable au milieu des contaminés, vous avez donné l'exemple le plus pur de l'abnégation en faisant l'abandon de votre vie. Vous nous avez assistés et tant encouragés que, grâce à vous, nous avons pu atteindre le jour de la délivrance, c'est à dire voir la fin de nos cruelles souffrances.

Nous savons aussi que vous avez assisté Francisque Crôtte en son œuvre, en soignant les tuberculeux d'Amérique, d'Allemagne, d'Angleterre et de France ; soyez bénie, Madame.

L'Amérique doit être fière de vous compter au nombre de ses enfants. N'êtes-vous pas le symbole de cette grande nation, de cette Amérique de Lafayette que nous aimons tant, nous, les vrais Français.

Nos deux Républiques ne sont-elles pas deux sœurs légitimes qui s'entendent toujours pour éclairer le monde.

Nous tenions à vous saluer, Madame, pour votre gloire future ; vous serez récompensée de tant de dévoûment à ceux qui souffrent, votre nom sera à côté de celui de Francisque Crôtte le plus grand et le plus cher à la postérité.

Paris, le 1er janvier 1902.

A l'issue de cette fête ils remirent les deux médailles que nous reproduisons ci-après, l'une à M. Crotte, l'autre à une américaine, Mme Marie-Alice Raddé, qui depuis cinq ans s'est faite la collaboratrice de cette œuvre, en France comme en Amérique, se consacrant à cette noble tâche, avec un dévoûment qui lui a attiré la sympathie et la reconnaissance des malades soignés et assistés par elle, dans les hôpitaux de New-York ou dans les cliniques de Paris.

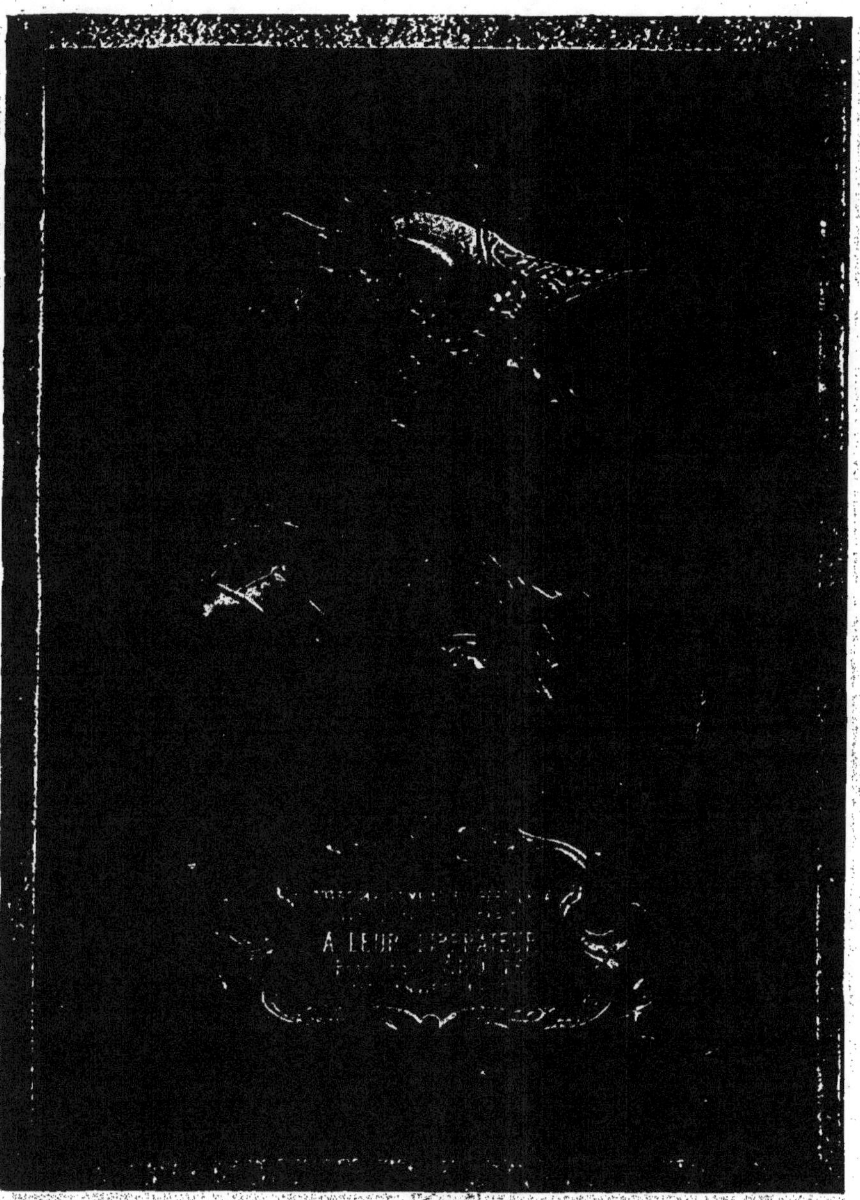

**Offert par les Malades tuberculeux
Les Indigents de Paris à leur libérateur Francisque Crétte
1er Janvier 1902**

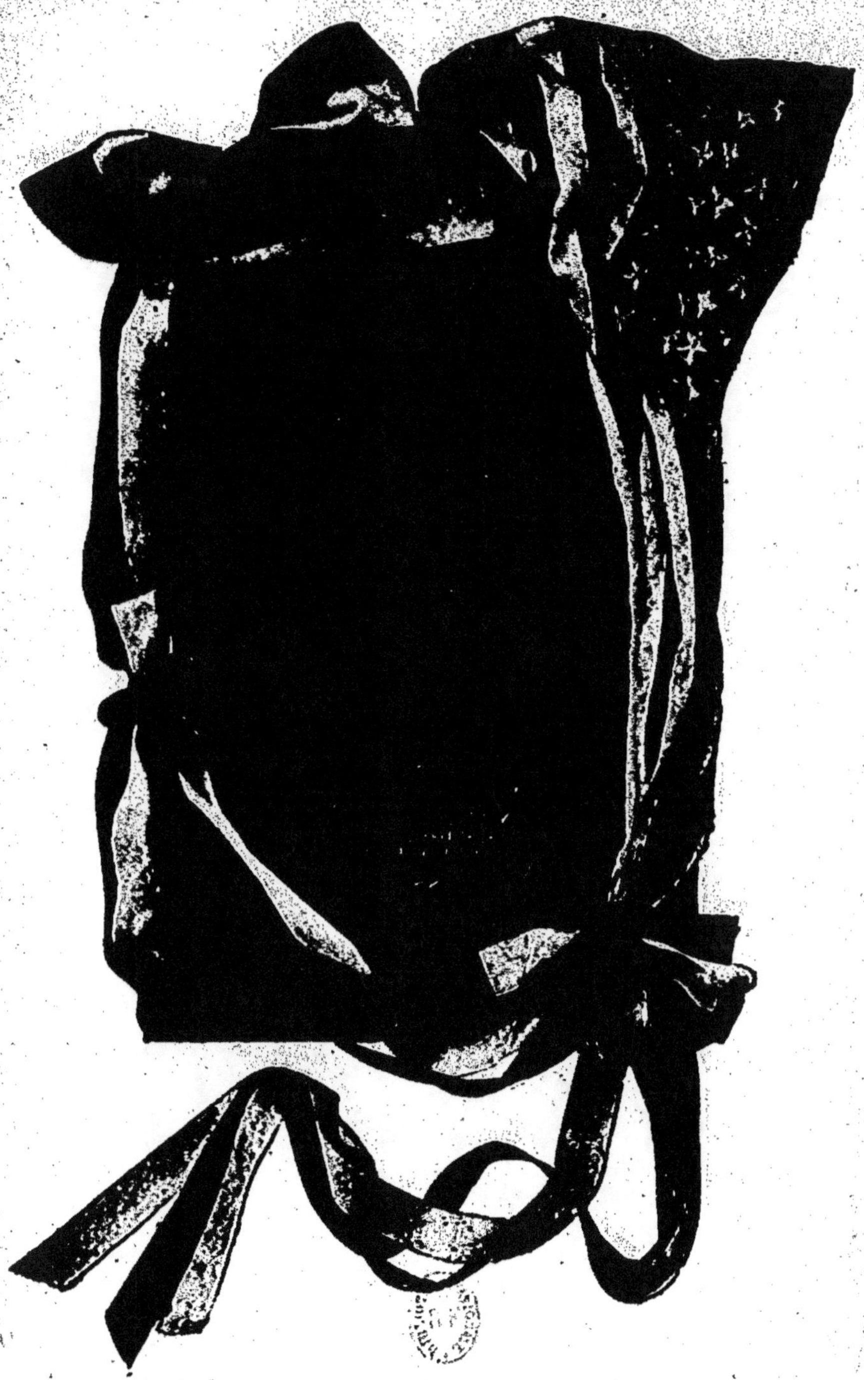

**Les Tuberculeux indigents de Paris reconnaissants
à leur bienfaitrice Marie-Alice Raddé
1er Janvier 1902**

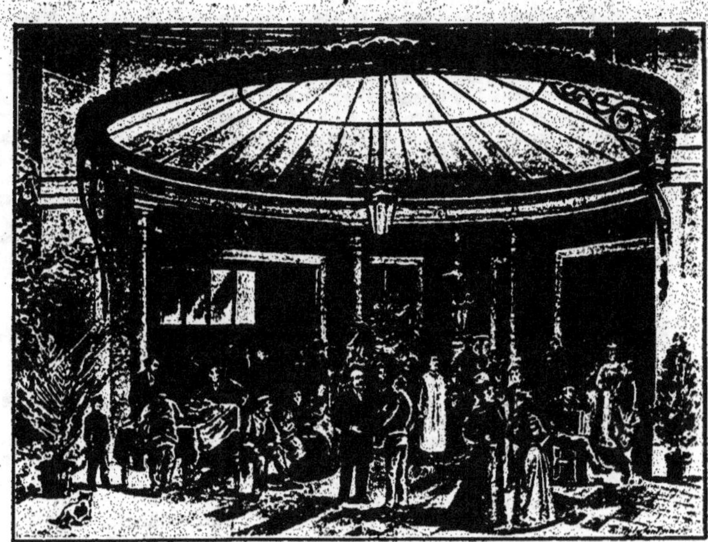

Entrée de la cour de l'Hôtel: Clinique des Indigents

CONCLUSION

La preuve est donc faite : la Tuberculose est curable à tous les degrés. C'est un crime de ne pas appliquer de suite le Remède qui guérit et qui empêche la gangrène d'envahir les deux poumons et de les détruire complètement; c'est un crime d'attendre et d'essayer des médicaments qui n'ont jamais donné d'autre résultat que la destruction de l'estomac.

Criminels seront ceux qui, par leurs conseils ou leur influence, détourneront les malades de la seule planche de salut qui leur reste, c'est-à-dire l'application rationnelle d'une méthode absolument scientifique qui a fait, depuis douze années, ses preuves dans le monde entier, en sauvant d'une mort certaine des milliers de malades désespérés et condamnés sans appel.

Criminel, celui qui condamnera cette méthode sans la connaître, par ignorance et stupide jalousie!

Un grand nombre de Docteurs se sont déjà ralliés à notre découverte, et cela après de longues expériences. Ils ont voulu s'éclairer et constater par eux-mêmes les résultats qu'ils ont qualifiés de merveilleux. Ces mêmes Docteurs nous ont envoyé leurs femmes ou leurs enfants pour les faire traiter : nous les avons guéris. Des Professeurs, des Médecins-Majors de l'Armée Française ont également voulu se renseigner et voir les effets du traitement; ils ont envoyé des soldats, des gendarmes réformés, que nous avons complètement guéris; des certificats de la Commission des Hôpitaux maritimes, que nous avons là, sous les yeux, en font foi; ils proclament et affirment que, chez ces militaires, la Tuberculose a complètement disparu.

Notre méthode a rallié le plus grand nombre des Docteurs, c'est-à-dire ceux qui sont indépendants, qui aiment voir la science marcher en avant, ceux qui n'ont aucun parti-pris et ne sont inféodés à aucune coterie, ni à aucune chapelle, les Docteurs, enfin, de la nouvelle école, qui aiment la science pour la science.

Ceux-là veulent sortir de l'ornière médicale, de l'incorrigible routine qui tient, depuis des siècles, les hommes les plus savants sous le joug du professorat antique, en adoration devant leur idole, vieille loque médicale servie à toutes les sauces, qui dégoûte les malades se croyant obligés à l'ingurgiter quand même.

Si notre méthode de traitement guérit la Tuberculose, c'est-à-dire la plus réfractaire et la plus terrifiante des maladies, il est bien évident qu'elle guérit encore plus facilement et plus rapidement les autres maladies similaires ou tout autres.

La transfusion, ou le transfert des médicaments, à travers le corps humain par les pores de le peau, est une nouvelle thérapeutique qui naît et qui rendra à l'humanité souffrante les plus immenses services.

Nos Docteurs, les Fondateurs de tous nos Instituts d'Europe et d'Amérique, ont fait des expériences pour appliquer ce Traitement à toutes les Maladies, surtout aux Maladies Chroniques et Incurables, et les résultats ont tenu du prodige. Une preuve, entre tant d'autres, est fournie par la guérison de ce brave, aveugle depuis seize années, qui a recouvré complètement la vue après trois mois de traitement (voir page 203). Nous pourrions également citer des cures extraordinaires de paralysies, cancer, etc.

Nous croyons, d'ailleurs, en avoir assez dit pour être compris de ceux qui souffrent, étant assuré que, maintenant, ils sauront choisir entre la véritable science qui ressuscite et qui guérit et la vieille routine médicale qui anémie et détruit l'espèce humaine depuis des siècles.

TROYES. — IMPRIMERIE MARTELET

www.ingramcontent.com/pod-product-compliance
Lightning Source LLC
LaVergne TN
LVHW010110070726
842525LV00017B/1045